De stille kracht van
ULTRASOON

Fridus van der Weijden

Marcel van der Zwet

Luc van der Sluis

© 2017 Bohn Stafleu van Loghum, onderdeel van Springer Media
Alle rechten voorbehouden. Niets uit deze uitgave mag worden verveelvoudigd, opgeslagen in een geautomatiseerd gegevensbestand, of openbaar gemaakt, in enige vorm of op enige wijze, hetzij elektronisch, mechanisch, door fotokopieën of opnamen, hetzij op enige andere manier, zonder voorafgaande schriftelijke toestemming van de uitgever. Voor zover het maken van kopieën uit deze uitgave is toegestaan op grond van artikel 16b Auteurswet j° het Besluit van 20 juni 1974, Stb. 351, zoals gewijzigd bij het Besluit van 23 augustus 1985, Stb. 471 en artikel 17 Auteurswet, dient men de daarvoor wettelijk verschuldigde vergoedingen te voldoen aan de Stichting Reprorecht (Postbus 3060, 2130 KB Hoofddorp). Voor het overnemen van (een) gedeelte(n) uit deze uitgave in bloemlezingen, readers en andere compilatiewerken (artikel 16 Auteurswet) dient men zich tot de uitgever te wenden.

Samensteller(s) en uitgever zijn zich volledig bewust van hun taak een betrouwbare uitgave te verzorgen. Niettemin kunnen zij geen aansprakelijkheid aanvaarden voor drukfouten en andere onjuistheden die eventueel in deze uitgave voorkomen.

Bohn Stafleu van Loghum
Het Spoor 2
Postbus 246
3990 GA Houten
www.bsl.nl

Bohn Stafleu van Loghum

Deze uitgave is tot stand gekomen met medewerking van de volgende partijen:

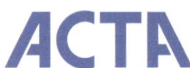

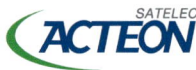

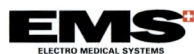

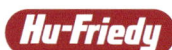

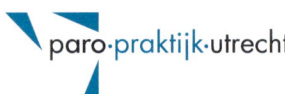

COLOFON

ISBN 978 90 368 1789 9
THE POWER OF ULTRASONICS (eng.)
Eerste druk, 2014
Tweede ongewijzigde druk, 2017

Auteur:
Fridus van der Weijden (hoofdstuk 1, 2, 3, 4, 5, 6)
Marcel van der Zwet (hoofdstuk 5)
Roberto Cristescu (hoofdstuk 7)
Luc van der Sluis (hoofdstuk 7)

Met medewerking van:
Samara Alhaddad
Sandra Kaiser
Mirella Rijnen
Fawn van der Weijden
Bram Verhaagen
Jeroen Zweers

Fotografie:
Albertjan Duin

Vormgeving:
Beebs van Riessen
Leszek Sczaniecki

Voorwoord

George Orwell schreef zijn boek '1984' met daarin een visie op de westerse wereld anno 1984. Beroemd hierin is de uitspraak *'Big brother is watching you.'* Het jaar 1984 was ook voor de parodontologie een bijzonder tijdsmoment. In dat jaar verschenen er een aantal publicaties waarbij in twijfel werd getrokken of parodontitis voornamelijk met het mes bestreden moest worden. De vraag was of een grondige supra- en subgingivale reiniging niet eerder de belangrijkste eerste stap in de behandeling is met een grote kans op succes. Het zijn vooral de studies uit de groep van Jan Egelberg die de belangrijke rol voor de mondhygiënist binnen het behandelprotocol van parodontale aandoeningen hebben bevestigd en laten zien dat vergevorderde parodontitis met hand- en/of ultrasoon instrumentarium effectief kan worden behandeld. Het was dan ook niet verwonderlijk dat ik in dit jaar van mijn afstuderen in overleg met mijn mentor Gordon Wolffe daar de eindscriptie voor het keuzevak 'parodontologie' aan wijdde. Later op ACTA beland is een deel van deze scriptie samen met mijn kamergenoot en collega Brigitte Deblauwe in 1992 uitgewerkt tot het artikel 'ultrasone apparatuur bij parodontale therapie' in het Nederlands Tijdschrift voor Tandheelkunde. Dit is later in 2002 met collega mondhygiënist Paula Versteeg nog een keer bijgewerkt in een vernieuwde versie voor het blad Tandartspraktijk. Nog verder uitgewerkt resulteerde dit in 2005 tot de eerste versie van *'De stille kracht van Ultrasoon'*.

Terugkijkend naar de tachtiger jaren leek de algemene opinie dat een goede mondhygiënist bij voorkeur met handinstrumenten werkt en het liefst ook zonder anaesthesia. Mondhygiënisten werden als zodanig opgeleid en in Utrecht waar ik zelf werkzaam was werd met hoge uitzondering, met een moeizame noodzakelijke handtekening van de zaal assistent, toegestaan een cavitron (de oer-ultrasoon) te gebruiken.

In 1989 was ik mede oprichter van de Praktijk voor Parodontologie in Utrecht en trof in onze eerste mondhygiënist Nicole Rouppe van der Voort een gedreven partner in het behalen van behandelsuccessen bij onze verwezen patiënten. Echter na 3 jaar bleek haar duimgewricht aangetast en kon slechts een ingewikkelde operatie van een handchirurg haar voor het vak behouden. Meest opvallend uit die tijd vond ik de reactie vanuit de opleidingen op mijn verslag van deze Arbo-problematiek in de trant van; je kunt ook niet fulltime een paromondhygiënist zijn. Deze veronderstelling klonk zeer vreemd in mijn oren omdat een praktijk-eigenaar zich verantwoordelijk moet voelen voor zijn/haar medewerkers. Het zou bijzonder zijn om inzet te vragen voor iets dat zo belastend is dat je het niet fulltime kunt uitvoeren.

Na een geslaagde operatie aan haar hand heb ik mij samen met Nicole verdiept in wat er qua ultrasoon op de markt voorhanden was en het noodzakelijke aangeschaft. Door voorzichtig aandringen gingen ook langzaam collega mondhygiënisten in de praktijk overstag. Ultrasoon is nu niet meer weg te denken uit de dagelijkse praktijk. Grappig is dat waar in 1984 'cavitron' het synoniem was voor een ultrasone scaler dit in de loop der jaren veranderde voor 'EMS'. Heb je ge-EMSt had toentertijd een mooi nieuw woord voor de tandheelkundige Dikke van Dale kunnen zijn.

Ook de Kliniek voor Parodontologie in Amsterdam merkte het succes van ultrasoon en boden mij vanaf 1997 via hun Compact Clinics de mogelijkheid de theoretische kennis met collega's te delen. Nadat ik dit een aantal jaren gedaan had werd ik benaderd door Dick Barendregt die vond dat naast de theorie er ook een workshop moest komen. Hij heeft dit idee uitgewerkt in een eerste grote workshop die we tijdens een NVvP congres in 2002 hebben gehouden. Uiteindelijk hebben we deze 'ultrasoon' workshop samen meer dan 60 keer gegeven in binnen- en buitenland en op gevarieerde locaties waarvan Curaçao wel de zonnigste was. Dental Union verzorgde voor een groot deel de logistiek. De gebroeders Westening, Olaf en Bas vanuit Dental Union voor EMS en Marc Colin indertijd nog als enige vertegenwoordiger van de firma Satelec zijn essentieel geweest in het succes van deze workshop omdat zij als een soort 'roadies' voor Dick en mijzelf uit reisden en op iedere locatie een perfect werkende opstelling neerzetten met hun mooiste en nieuwste instrumenten. >

Voor een buitenstaander was het bijzonder om te zien hoe bedrijven die elkaars concurrenten zijn zo goed en vriendschappelijk met elkaar om wisten te gaan.
Tijdens het geven van de workshops werd herhaaldelijk gevraagd of er niet een syllabus voorhanden was. De eerste editie van dit boek 'de stille kracht van Ultrasoon' heb ik geschreven na het doorspitten van 2 volle kratten tandheelkundige literatuur. Luc van der Sluis hielp met het schrijven van het hoofdstuk over ultrasoon in de endodontologie. De fotografie van Klaas Jan van Egmond en de vormgeving van Beebs Riessen van de afdeling vormgeving hebben geholpen om er in 2005 een zeer fraai boekje van te maken.
De kosten van opmaak en drukken werden geheel gesponsord door een financiële bijdragen van EMS, Satelec, de Paro Praktijk Utrecht en de Kliniek voor Parodontologie Rotterdam. Het boek is in 2006 in het Engels en Frans vertaald en wordt door Quintessence uitgegeven.
Voor u ligt nu de tweede druk van dit boek dat dankzij een initiatief van de redactie van BSL tot stand is gekomen. Opnieuw heeft Luc van der Sluis vanuit zijn nieuwe werkplek in Toulouse, Frankrijk (inmiddels Groningen) hulp aangeboden en ben ik zeer gelukkig met mijn andere co-auteur Marcel van der Zwet. Met in deze tweede editie als bijdrage vanuit de vakgroep Parodontologie van het ACTA heeft Marcel zich ingezet om zijn verworven kennis en ervaring met het boek Professionele Gebitsreiniging van dezelfde uitgever te gebruiken om deze editie prachtig geïllustreerd, met meer aandacht voor ergonomie tot een nog completer handboek voor een belangrijk instrument in de tandheelkundige praktijk te maken. Nieuw toegevoegd aan dit boek is het gebruik van de air-polisher.
De zoutstraler, die in de tachtiger jaren werd geïntroduceerd als de air-flow door de firma EMS, zal door het gebruik van nieuwe poeders een belangrijke plaats in de preventie van parodontale problemen kunnen vervullen waaronder ook het gezond houden van het peri-implantaire weefsel. De aangepaste tipjes kunnen helpen bij de parodontale therapie en subgingivale reiniging. Tijdens het schrijven van dit boek is dit op basis van onderzoek nog niet helemaal uitgekristalliseerd maar alles wijst in de goede richting.
Mogelijk dat dit voorwoord op u overkomt als een relaas uit 'andere tijden'. Het verleden heeft mij geleerd dat het belangrijk is om open te staan voor nieuwe ontwikkelingen en deze op basis van de wetenschap kritisch te evalueren en waar mogelijk te gebruiken om de zorg voor onze patiënten te verbeteren en de arbeidsomstandigheden van medewerkers te optimaliseren. Nog belangrijker was het voor mij om aan te geven dat door aansturing van anderen een resultaat als wat nu voor u ligt kon worden bereikt. Ik wil allen die in dit proces hun deel hebben gehad hiervoor van harte bedanken. Samen met Marcel en Luc hoop ik dat u als lezer met deze nieuwe editie, welke opnieuw is opgemaakt door Beebs Riessen en nu met fotografie van Albertjan Duin, wordt getrakteerd op veel leesplezier.

Fridus van der Weijden, tandarts
Parodontoloog NVvP, Implantoloog NVOI
Bijzonder hoogleraar Parodontologie,
Academisch Centrum voor Tandheelkunde Amsterdam, ACTA
Leerstoel ingesteld door de NVvP;
Leeropdracht: preventie en therapie van parodontale aandoeningen.

INHOUDSOPGAVE:

VOORWOORD   **3**

HOOFDSTUK 1. MECHANISCHE SCALERS   **9**
1.1 Inleiding   11
1.2 Werking van sonische scalers   16
1.3 Werking van ultrasone scalers   18
1.3.1 Magnetostrictief   20
1.3.2 Piëzo-elektrisch   21
1.4 Koeling van scaler-tips   24
1.4.1 Cavitatie   24
1.4.2 Aerosol   26
1.4.3 Antimicrobiële koelvloeistof   27

HOOFDSTUK 2. HET EFFECT VAN PROFESSIONELE GEBITSREINIGING   **29**
2.1 Inleiding   31
2.2 Klinische resultaten   32
2.3 Verwijderen van plaque (biofilm)   33
2.4 Het effect op de samenstelling van de microflora   33
2.5 Verwijderen van tandsteen   34
2.6 Verwijderen van endotoxine en wortelcement   35
2.7 Bereik je de bodem van de pocket?   36
2.8 Toegang tot furcaties   37
2.9 Patiënt   38
2.10 Effectiviteit   38

HOOFDSTUK 3. EFFECTEN VAN MECHANISCHE SCALERS OP DE TAND EN OMRINGENDE WEEFSELS   **41**
3.1 Inleiding   43
3.2 Effect op glazuur   44
3.3 Verandering van het worteloppervlak   44
3.4 Effect op de pulpa   46
3.5 Effect op de parodontale weefsels   46
3.6 Effect op restauratieve materialen   47
3.7 Incidentie van een bacteriëmie   47
3.8 Effect op de handen van de behandelaar   48
3.9 Effect op het gehoororgaan van de behandelaar/patiënt   48
3.10 Contra-indicaties   49

HOOFDSTUK 4. JUISTE TOEPASSING VAN ULTRASONE APPARATUUR		**53**
4.1	Inleiding	55
4.2	Tip designs	58-59
4.3	Instelling ultrasoon unit	63
4.3.1	Instelling power	63
4.3.2	Instelling watertoevoer	64
4.4	Techniek	65
HOOFDSTUK 5. ERGONOMIE EN BEHANDELSYSTEMATIEK MET MECHANISCHE SCALERS		**71**
5.1	Ergonomie	73
5.2	Behandelsystematiek	75
5.2.1	Parodontitis patiënt	76
5.2.2	Nazorg/gingivitis patiënt	79
5.2.3	Instrumentatie	80
5.3	De ontwikkelingen	82
HOOFDSTUK 6. INDICATIEGEBIEDEN BUITEN DE PARODONTOLOGIE		**85**
6.1	Uitharden van glasionomeer vulmateriaal	87
6.2	Caviteitpreparatie	88
6.3	Piëzo-Chirurgie	90
6.4	Air-Polisher	97
HOOFDSTUK 7. ENDODONTIE		**103**
7.1	Inleiding	105
7.2	Werking	106
7.3	Toegang tot het wortelkanaal	107
7.4	Herbehandeling	111
7.4.1	Verwijderen van stiften/opbouwen	111
7.4.2	Verwijderen van afgebroken instrumenten in het wortelkanaal	113
7.5	Verbeteren van de dentine permeabiliteit	114
7.6	Het aanbrengen van MTA	114
7.7	Periapicale chirurgie	116
7.8	Condenseren van gutta-percha	116
7.9	Aanbrengen van cement (sealer) in het wortelkanaal	117
7.10	Irrigeren van wortelkanalen	117
7.11	Microcracks na het gebruik van ultrageluid	119
7.12	Conclusie	119
TOT BESLUIT		**120**

MECHANISCHE SCALERS

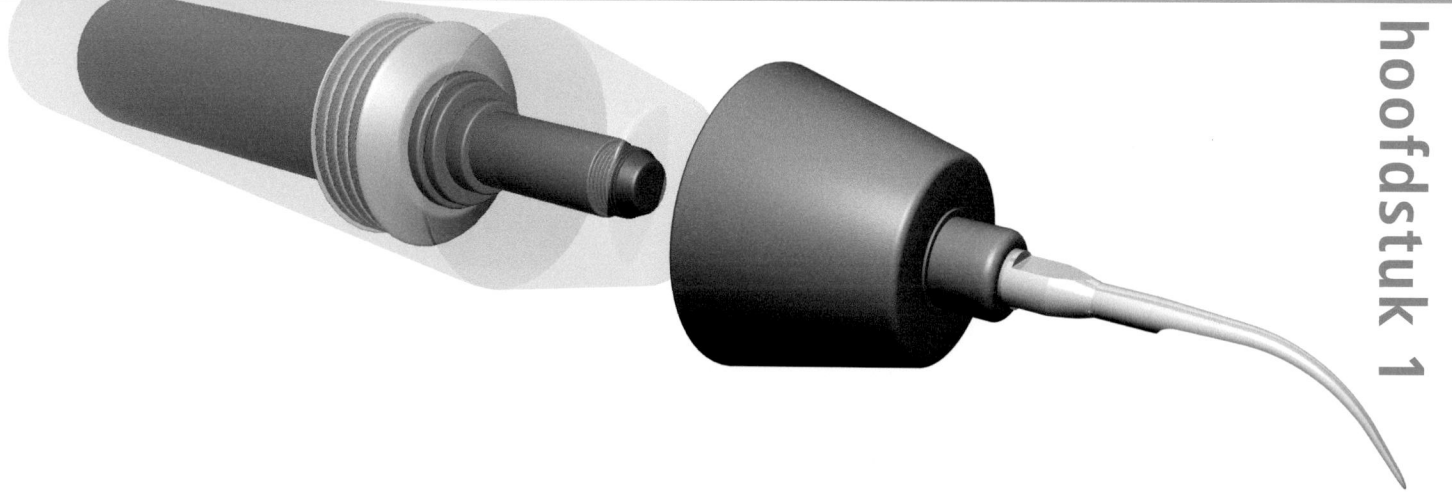

hoofdstuk 1

1.1 Inleiding
    Geschiedenis
    Heden
1.2 Werking van sonische scalers
1.3 Werking van ultrasone scalers
1.3.1 Magnetostrictief
1.3.2 Piëzo-elektrisch
1.4 Koeling van scaler-tips
1.4.1 Cavitatie
1.4.2 Aerosol
1.4.3 Antimicrobiële koelvloeistof

1.1 Inleiding

Het gebit heeft een aantal belangrijke functies zoals afbijten en kauwen van voedsel. Maar denk ook aan duidelijk spreken en bijvoorbeeld het bespelen van een blaasinstrument. Verder bepaalt het gebit een deel van het uiterlijk en de esthetiek. Bij een mooi gebit hoort gezond tandvlees!
Parodontale therapie heeft zowel tot doel gezwollen en ontstoken gingivaweefsel te laten genezen als de infectie tot staan te brengen. Door de combinatie van goede mondhygiëne en zorgvuldige professionele gebitsreiniging, waarbij de plaque en het tandsteen worden verwijderd, verdwijnt de ontsteking meestal. Als gevolg daarvan zal de gingiva weer strak en stevig rondom de gebitselementen komen te liggen. Voor de behandelaar is een pocketdiepte-reductie en een afname van de bloedingsneiging klinisch goed waarneembaar. Een goede dagelijkse mondhygiëne voorkomt dat het tandvlees opnieuw ontstoken raakt en er meer kaakbot verloren gaat. Professionele periodieke mechanische verwijdering van subgingivale bacteriële plaque is essentieel om de parodontale infectie onder controle te houden. Paropathogene micro-organismen kunnen namelijk binnen enkele weken na actieve therapie, opnieuw de pocket koloniseren.
Bij vergevorderde parodontale problemen, waarbij het worteloppervlak zeer zorgvuldig en grondig van bacteriële afzettingen moet worden ontdaan, is de professionele gebitsreiniging erg lastig. Het is een arbeidsintensieve en tijdrovende ingreep die de nodige training vereist om goed uitgevoerd te worden. Van oudsher werden hiervoor handinstrumenten gebruikt. Sinds midden vorige eeuw zijn er elektrische en lucht aangedreven instrumenten die de tandheelkundige behandelaar behulpzaam kunnen zijn bij het verkrijgen van een optimaal resultaat. Deze mechanische scalers zijn er in sonische en ultrasone uitvoeringen. De reinigende werking ontstaat doordat trillingen van de tip direct of indirect worden overgebracht op het tandoppervlak.

De term ultrasoon beschrijft een scala van akoestische vibraties boven de 20.000 trillingen per seconde. Het menselijke oor kan geluid met een frequentie van 20 tot 20.000 Hertz waarnemen. Boven deze grens spreekt men van 'ultra' geluid; geluid dat voor de mens niet langer hoorbaar is. Sommige dieren zoals vleermuizen, honden en dolfijnen zijn wel in staat om geluid met een hogere frequentie dan 20.000 Hertz te horen. In het dagelijkse leven zijn er een enorm aantal geluidsfrequenties in gebruik die niet voor een mens waarneembaar zijn. Zo worden er ultrasone sensoren gebruikt voor het auto-alarm, afstandsbedieningen en bij inbraakpreventie systemen. In de chemische industrie wordt ultra-geluid gebruikt voor de synthese van specifieke materialen. In de geneeskunde wordt hoog frequent geluid gebruikt in de echografie voor het scannen van het lichaam bij bijv. zwangerschap, maar ook voor therapie door bijv. tumorweefsel lokaal te verhitten, nierstenen te vergruizen of de groei van bot te stimuleren. In de mondheelkunde wordt met echografie nadere informatie verkregen over aandoeningen van de speekselklieren, zoals de aanwezigheid van cysten en speekselstenen. De fysiotherapeut maakt gebruik van ultra-geluid in de therapie door ontstoken gewrichten en verrekte spieren te verwarmen met het ultra-geluid. In de tandartspraktijk worden ultrasone trillingen gebruikt in ondermeer trilbaden voor het schoonmaken van instrumenten. Verder worden ultrasone instrumenten gebruikt voor gebitsreiniging, reiniging van wortelkanalen, uitharden van glasionomeren en in sommige gevallen zelfs voor het prepareren van caviteiten.

In de tandheelkunde worden ultrasone instrumenten al sinds de jaren vijftig toegepast (kader 1.1). In 1952 verwerft Balamuth voor de ontwikkeling van verdere toepassingsmogelijkheden een belangrijk patent. Catuna (1953) had het idee geopperd dat een vibrerende ultrasone tip een goede vervanging zou kunnen zijn voor het langzaamloop hoekstuk (snaarboor). Dit instrument werkte met een frequentie van 29.000 Hertz. De tip werd loodrecht op het element geplaatst en met behulp van een abrasieve slurry werd het glazuur en dentine geprepareerd. Volgens Postle (1958) was ultrasoon prepareren pulpa-vriendelijk.

Geschiedenis

Kader 1.1 Ultrageluid bestaat uit geluidsgolven met een frequentie van 20.000Hz tot vele miljoenen Hz.

6e eeuw voor Christus

Pythagoras maakt een begin met de studie van de akoestiek. Zijn experimenten naar de eigenschappen van vibrerende snaren waren zo populair dat ze leiden tot een 'tuning'systeem dat nog steeds zijn naam draagt de Sonometer van Pythagoras.

4e eeuw voor Christus

Aristoteles veronderstelt dat een geluidsgolf door de lucht resoneert ten gevolge van trilling van de lucht. Een hypothese die eerder was gestoeld op een filosofische redenering dan op een experiment.

1e eeuw voor Christus

Vitruvius bepaalt het juiste bewegingsmechanisme van geluidsgolven en levert als architect een grote bijdrage aan het akoestische ontwerp van theaters

1842

Joule ontdekt het magnetostrictief effect. Hij ontdekte dat bepaalde ferromagnetische materialen, zoals ijzer en nikkel de eigenschap hebben in een magnetisch veld van lengte te veranderen.

1880

De broers Curie wekken elektriciteit op door kwarts kristallen onder druk te zetten. Het vermogen om mechanische energie om te zetten in elektrische energie noemt men het piëzo-elektrisch effect.

1883

Galton beschrijft een fluitje dat, wanneer er op geblazen wordt, een hoog frequent geluid (tot wel 100kHz) produceert dat onhoorbaar is. Dit wordt gebruikt door schaapherders om hun honden te sturen.

1955

Zinner introduceert ultrasone apparatuur als hulpmiddel in de parodontale therapie.

1958

De firma Cavitron introduceert de 'profylaxis unit' en de merknaam groeit uit tot een begrip. Latere toepassingen van de ultrasoon binnen de tandheelkunde zijn onder meer het reinigen van wortelkanalen en reiniging van instrumentarium voorafgaand aan sterilisatie.

Echter door de ontwikkeling van het turbine hoekstuk (Street 1959) heeft de air-rotor het met ruime voorsprong van ultrasoon gewonnen. Hierbij zal meegespeeld hebben dat:

- zicht op het werkveld belemmerd werd door de abrasieve pasta;
- de snelheid waarmee geprepareerd kon worden beperkt was;
- de tips gevoelig waren voor slijtage (afgeronde tips bleken minder effectief);
- de ultrasone apparatuur met abrasieve pasta niet goedkoop was.

De ontdekking hiervan volgt de algemene vindingen in de akoestiek. Hieronder staat een globaal overzicht:

6e eeuw na Christus

De romeinse filosoof en politicus Boethius beschrijft enkele ideeën waarin hij muziek koppelt aan wetenschap. Hij suggereert dat de waarneming van toonhoogte gerelateerd is aan de fysische eigenschappen van de trillingsfrequentie.

16e en 17e eeuw na Christus

Galileï is volgens velen de initiator van het hedendaagse akoestisch onderzoek. Hij bracht het onderzoek naar vibraties en de correlatie tussen toonhoogte en de frequentie van de geluidsbron naar wetenschappelijk niveau. Voortbordurend op de basis die Galileï hem verschafte, bestudeerde de Fransman Mersenne de trillingen van een gespannen snaar. De resultaten hiervan zijn samengevat in de drie wetten van Mersenne (Harmonicorum Libri, 1636) en vormen de basis voor de moderne akoestiek.

1822

De Zwitserse fysicus en ingenieur Colladen & Sturm proberen in het meer van Genève door middel van een bel die onder water gedompeld is, de snelheid van het geluid te berekenen.

1915

De Franse natuurkundige Langevin ontwikkelt samen met de Rus Chilowsky de hydrofoon. Dit is een apparaat dat luistert naar de akoestische energie onder water en dit omzet in elektrische energie. Het apparaat wordt aan de steven van het schip bevestigd als onderdeel van het sonarsysteem dat na het zinken van de Titanic werd ingezet om ijsbergen te detecteren. In de jaren daarna (1e wereldoorlog) werd het gebruikt voor het detecteren van onderzeeërs.

1926

Boyle en Lehman ontdekken het fenomeen van bellen in vloeistof tijdens het gebruik van een ultrasoon instrument waarmee een ultrasone trilling door het water gezonden kan worden. Vaste objecten in de omgeving kunnen gelokaliseerd worden door echoreflectie van de ultrasone golf die terugkaatst naar het apparaat. Dit apparaat vormt ook de basis voor de medische toepassing van echoscopie.

± 1950

Begin jaren vijftig wordt ultrasone instrumentatie voor het eerst door de industrie in de tandheelkunde geïntroduceerd als alternatief voor de boor.

Heden

Op dit moment worden ultrasone instrumenten in de dagelijkse tandheelkundige praktijk veel gebruikt. De meest gebruikte apparaten werken volgens het magnetostrictief principe of het reciproque piëzo-elektrische effect. De apparatuur wordt voornamelijk toegepast in de parodontale therapie maar is ook een indicatie binnen de endodontie en restauratieve tandheelkunde.

Er is toen gezocht naar alternatieve toepassingen van ultrageluid. In 1955 introduceerde Zinner de ultrasone apparatuur in de parodontale therapie waarbij ultrasone tips werden gebruikt voor het verwijderen van tandsteen (zonder de abrasieve pasta). Dit heeft een revolutie teweeg gebracht in de behandeling van parodontale aandoeningen. Het toepassingsgebied bleef in eerste instantie voornamelijk beperkt tot het supra-gingivale gebied. In de jaren zestig introduceerde dr. Thomas Holbrook de eerste gemodificeerde tip (P-10) en ontwikkelde een techniek waarmee de subgingivale gebitsreiniging bijna uitsluitend met ultrasone scalers kon plaatsvinden.

In de jaren tachtig bleek dat hand- en ultrasone instrumentatie voor zover het genezing betrof, na behandeling vergelijkbare resultaten opleverden. Nu, 50 jaar na de introductie van de ultrasone apparatuur, is er meer duidelijkheid over effecten die deze apparatuur heeft op de elementen en het parodontium.
Zo zijn er nieuwe en gemodificeerde tips en is er een verbeterde instrumentatie techniek. Routinematig gebruik van ultrasone apparatuur reduceert de noodzaak tot gebruik van een uitgebreid assortiment aan handinstrumenten.

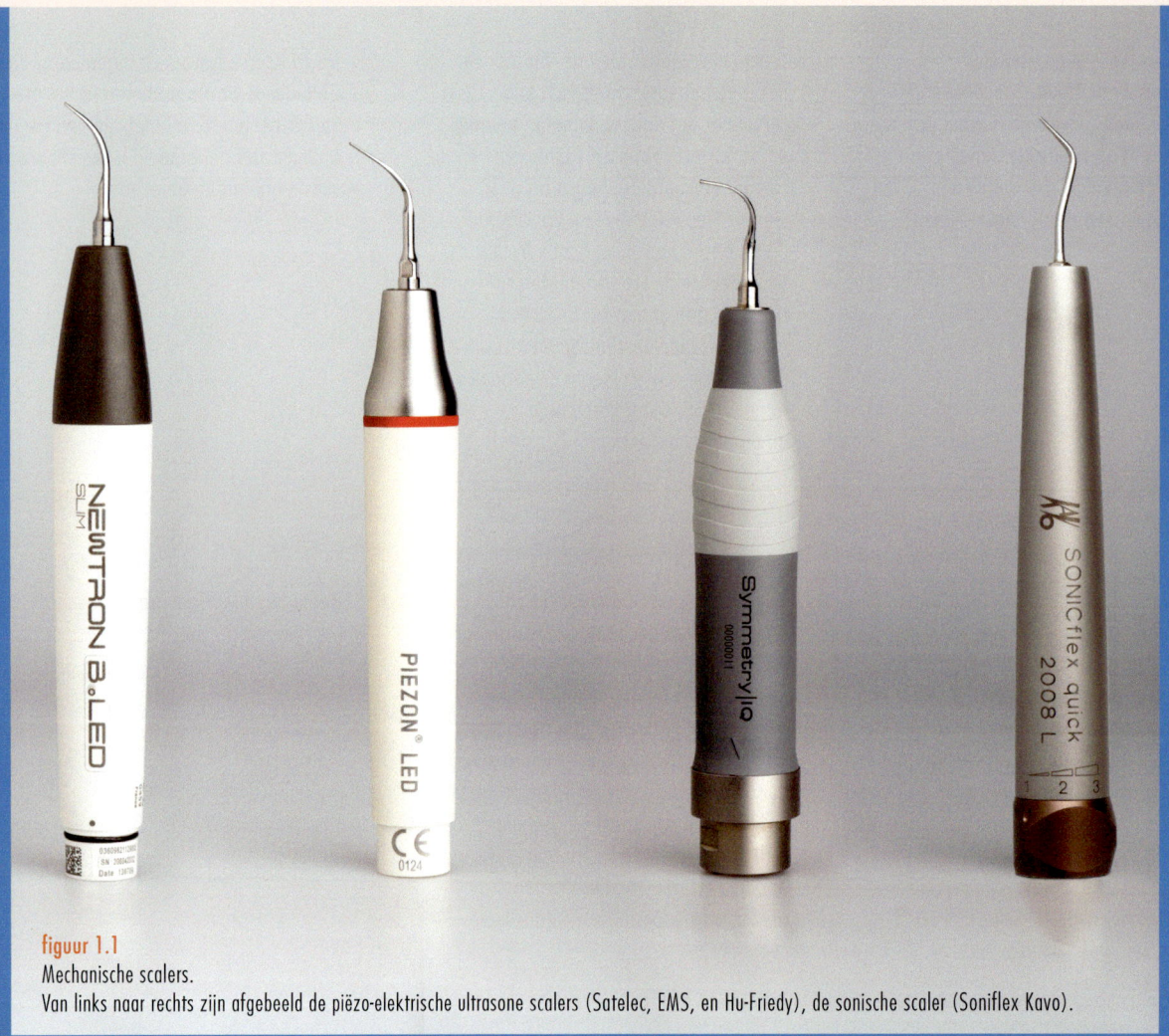

figuur 1.1
Mechanische scalers.
Van links naar rechts zijn afgebeeld de piëzo-elektrische ultrasone scalers (Satelec, EMS, en Hu-Friedy), de sonische scaler (Soniflex Kavo).

Vaak kan met één universele tip de hele dentitie worden gereinigd. Dat is met name het geval bij gingivitis patiënten en bij de parodontale nazorg.
Ergonomisch gezien is het voordeel dat er minder naar de instrumententray hoeft te worden gereikt. Bijkomend voordeel is dat de tips niet geslepen hoeven te worden. Het blijft wel noodzakelijk om handinstrumenten achter de hand te houden omdat bij sommige patiënten niet alle pockets in een mond goed bereikbaar zijn. Daar bieden handinstrumenten uitkomst, waarbij de schacht meerdere hoeken heeft.
In deze monografie wordt ingegaan op het werkingsmechanisme, de wetenschappelijke onderbouwing en het juiste gebruik van de ultrasone apparatuur. De inhoud van deze monografie reikt de lezer een sleutel aan tot het succesvol werken met ultrasoon instrumentarium.

Mechanische scalers

Naast handinstrumenten wordt in de praktijk steeds vaker gebruik gemaakt van elektrische en luchtaangedreven mechanische scalers (figuur 1.1 & kader 1.2). De eerste ontwikkeling binnen de tandheelkunde waren de ultrasone scalers. In hun beginjaren waren deze instrumenten vooral bedoeld als snelle en effectieve hulp in gevallen waarin zich grote hoeveelheden tandsteen op het tandoppervlak hadden gevormd. Er waren in hoofdzaak grote dikke tips beschikbaar waardoor het indicatiegebied vooral supra-gingivaal lag. Met deze tips had men weinig tactiel gevoel en het was niet goed mogelijk om een adequate subgingivale reiniging uit te voeren. Scalen met deze instrumenten resulteerde vaak in een onregelmatig tandworteloppervlak waardoor handinstrumenten nodig waren om dat te corrigeren. De recentere apparatuur heeft dunnere en langere (slankere) rechte tips waardoor het indicatiegebied van ultrasone scalers sterk is uitgebreid. Het is nu makkelijker om subgingivaal te komen zodat ook moeilijk bereikbare plaque en tandsteen verwijderd kan worden.

De ultrasone trillingen planten zich voort naar gingiva, glazuur, dentine, wortelkanaal en pulpa en daarbij wordt energie overgedragen. Een deel van deze energie wordt omgezet in warmte, waardoor de temperatuur van deze weefsels kan stijgen. Een goede koeling is daarom noodzakelijk om de temperatuur te reguleren. Het water dat op de punt van de ultrasone tip wordt gebracht zorgt voor de nodige koeling en veroorzaakt een fijne spray. Deze koelingsvloeistof helpt ook mee om losgemaakte plaque en tandsteen weg te spoelen. Daarnaast levert het koelwater door het 'cavitatie-effect' een bijdrage aan de algemene werking van de scaler. Als ultrasone apparatuur goed wordt gebruikt kan het functioneren als een goede vervanging voor handinstrumenten. In furcatie gebieden is het volgens Leon & Vogel (1987) zelfs de eerste keus.

Kader 1.2 Verschillende typen mechanische scalers:

Sonisch
- Trilling opgewekt door een luchtturbine in het handvat.
- De beweging van de tip is voornamelijk circulair.
- 2.500 tot 16.000 Herz.

Ultrasoon 'magnetostrictief'
- Platte metalen strips of een ferromagnetische staaf die vast zit aan de tip.
- Er zit een spoel in het handvat die een magnetisch veld oproept als er stroom doorheen gaat.
- De beweging van de tip is voornamelijk elliptisch.
- 18.000 tot 45.000 Herz.

Ultrasoon 'piëzo-elektrisch'
- Elektrisch reactieve kwarts kristallen in het handvat die een vormverandering vertonen als er een alternerende stroom op wordt gezet.
- Die vormverandering wordt overgebracht op de tip.
- De beweging van de tip is voornamelijk lineair.
- 25.000 tot 50.000 Herz.

1.2 Werking van sonische scalers

Naast ultrasone zijn er ook sonische instrumenten (figuur 1.2 en 1.3) of airscalers op de markt. Sonische scalers zijn in feite luchtturbines die op de luchtdruk van de tandheelkundige unit werken en hebben daardoor als groot voordeel dat ze meestal op eenvoudige wijze zijn aan te sluiten.

Ze maken wel veel lawaai en produceren een hoog fluitend geluid. Vergeleken met de ultrasone scalers ligt de frequentie van de trillingen veel lager, in het hoorbare gebied.
De trilling wordt hier niet opgewekt door elektriciteit maar door lucht die door het handvat geblazen wordt.

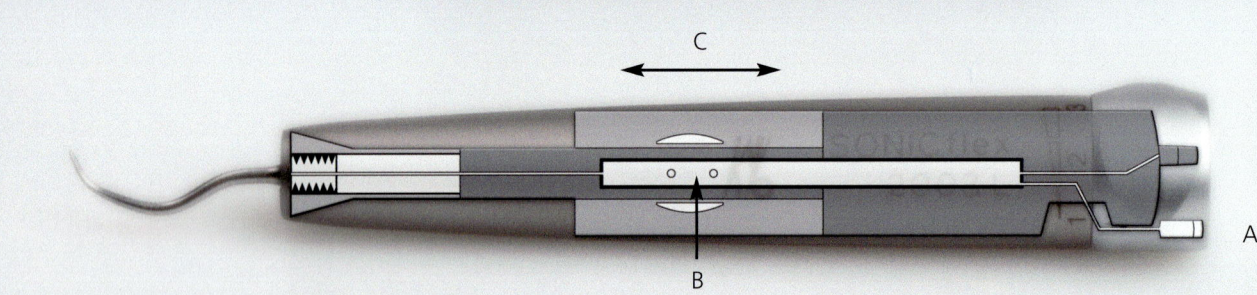

figuur 1.2 Schematische doorsnede van een Sonisch handstuk (doorsnede, a=buis voor luchttoevoer, b=schuine gaatjes in luchtbuis, c=buisje kan heen en weer schuiven)

De manier waarop de trilling wordt opgewekt, is afhankelijk van het mechanisme van de interne onderdelen. Dit resulteert in een trillingsfrequentie van de tip van ongeveer 2.500 tot 16.000 Hz. De punt van de tip maakt een beweging met een uitslag van 0.08 – 0.2 mm. De grootste uitslag staat radiaal op de lengteas van de tip.
Doordat de tip langzamer vibreert, is de efficiëntie ook minder in vergelijking tot ultrasone instrumenten.

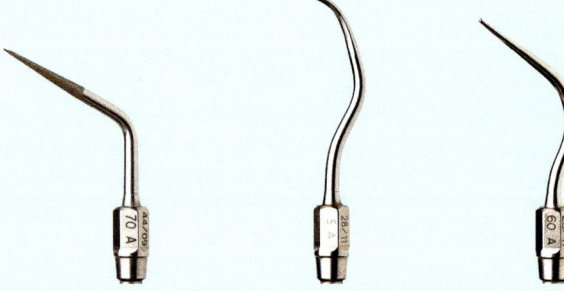

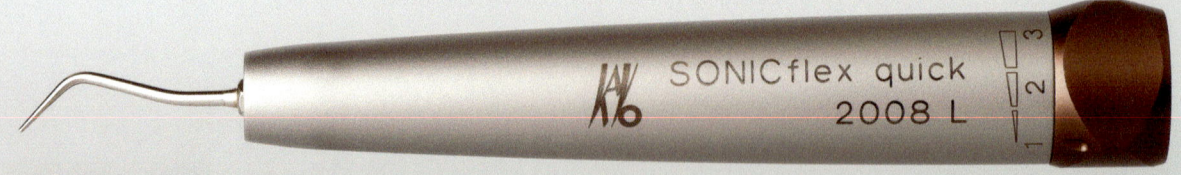

figuur 1.3 Sonicflex (Kavo) met paro-tips.

Desondanks blijkt een sonische scaler toch effectief in het weghalen van tandsteen. Waarschijnlijk heeft dit te maken met de meer cirkelvormige bewegingsbaan van de scalertip (figuur 1.4). De effectiviteit van de tip loopt sterk terug als er zware druk op wordt uitgeoefend. Jammer genoeg gaat dat niet gepaard met een vermindering van het lawaai dat het handstuk produceert, zodat de behandelaar niet direct door heeft dat de activiteit afneemt.

Het interne deel van het handvat bestaat uit een holle staaf en een rotor. De scalertips worden op het handstuk geschroefd en zitten vast aan de staaf. Er zijn vele soorten tips die net als bij de ultrasone scaler meestal bot zijn. Figuur 1.2 laat een schematische doorsnede van een sonisch handstuk zien. De ingevoerde lucht wordt via een buis (A) door de schuingeplaatste gaatjes (B) naar buiten geblazen. Het buisje (C) gaat daardoor kantelen waardoor het buisje tegen de trilpijp slaat. Hierdoor worden de trillingen uiteindelijk opgewekt. De trillingen verplaatsen zich enerzijds via de trilpijp naar de tip en anderzijds worden ze afgedempt door een rubberen ring. Er is geen warmte ontwikkeling in het handvat. Wel is er waterkoeling nodig om de wrijvingswarmte van de tip met het tandoppervlak te reguleren.

Sonische apparatuur komt in deze monografie zijdelings aan bod. De nadruk zal liggen op ultrasone apparatuur omdat hiernaar het meeste onderzoek is verricht.

Links: De sonische scaler maakt een cirkelvormige beweging.

Midden: Een piëzo-elektrische ultrasone scaler beweegt voornamelijk lineair.

Rechts: Een magnetostrictieve ultrasone scaler maakt een elliptische beweging.

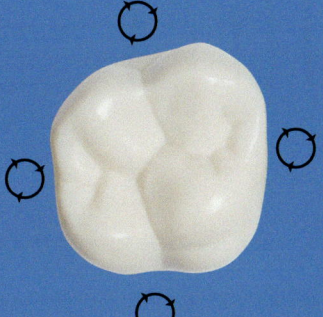
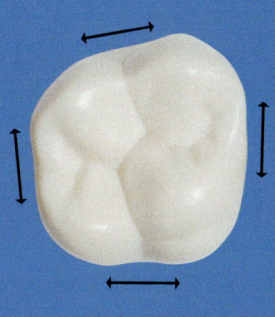
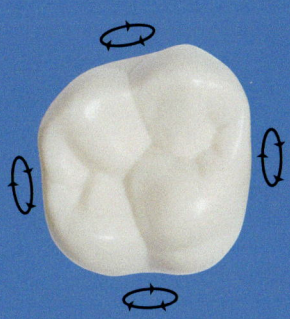

figuur 1.4 Beweging van de tip bij sonische, piëzo-elektrische en magnetostrictieve tips.

1.3 Werking van ultrasone scalers

Ultrasone apparatuur is gebaseerd op het principe dat elektrische energie in de vorm van snelle vibraties, variërend van 18.000 tot 50.000 Hz (trillingen per seconde), wordt omgezet in mechanische energie die kan worden afgegeven aan een omringend medium. Ultrasone golven zijn een mechanische, longitudinale voortplanting van energie door een geschikt medium. De golven ontstaan als deeltjes met energie worden geladen waardoor die deeltjes gaan trillen en de energie wordt overdragen aan naburige deeltjes. De energie verplaatst zich als een golf.

Als een ultrasone golf een scheidingsvlak tegenkomt tussen twee verschillende media, zoals bij tandweefsels, wordt een gedeelte gereflecteerd in het originele medium. De restenergie plant zich voort in het nieuwe medium. De mate waarin wordt gereflecteerd hangt af van de akoestische impedantie van verschillende media. Er is een grotere energieoverdracht tussen media als de impedantie vergelijkbaar is. Grote impedantieverschillen bestaan tussen vaste stoffen, vloeistoffen en gassen waardoor daar weinig energieoverdracht is. Deze uitleg over ultrasone golven en reflecties is vooral van belang als ultrageluid in een medium voortplant. De werking van de scaler is vooral gebaseerd op direct contact tussen de scaler en het met plaque of tandsteen bedekte tandoppervlak tijdens de trillingen. De indirecte effecten t.g.v. ultrasone golven zijn ondergeschikt.

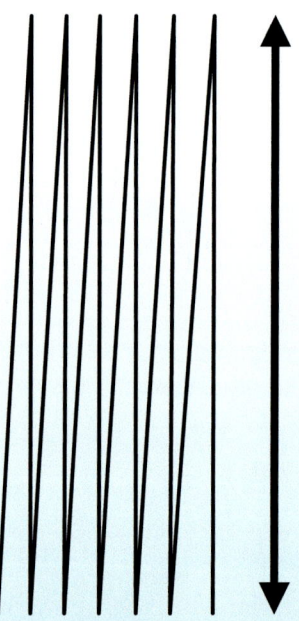

figuur 1.5 Amplitude is de afstand waarover de tip verplaatst.

Hoewel er vele merken ultrasone units en tips zijn, bestaan er maar twee basis types: magnetostrictief of piëzo-elektrisch (zie kader 1.2).
De ultrasone unit bestaat uit een elektrische generator, een handstuk waarop verschillende verwisselbare tips passen en een voetpedaal. De elektrische generator zet de netspanning om in een elektrische hoog frequente trilling. Als het voetpedaal wordt ingetrapt wordt de elektrische stroom door de generator (unit) naar het handvat gestuurd, daarin zit de transducer die de elektrische energie omzet in mechanische vibraties. Bij beide voornoemde types is het mogelijk om de watertoevoer te reguleren en door middel van de 'power' knop de amplitude van de vibraties (de afstand waarover de tip beweegt) te regelen (figuur 1.5).

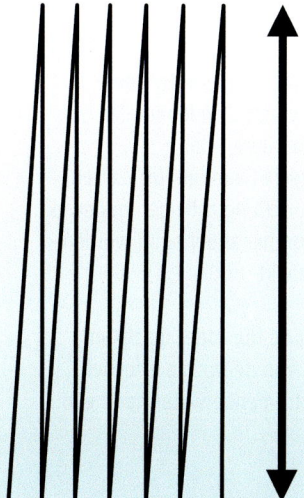
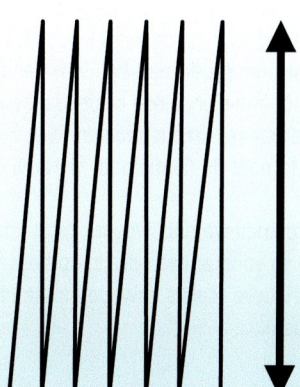

1.3

De vibraties zijn niet zichtbaar met het blote oog en variëren in amplitude van 0.006-0.1 mm. De amplitude is afhankelijk van de powersetting, de flexibiliteit van het metaal, de koelwatertoevoer en de afmetingen van de tip. Als de amplitude toeneemt, neemt de energie en daarmee de efficiëntie van de tip toe. Bij subgingivale instrumentatie kan de 'power' relatief verminderd worden om in de nauwe smalle ruimte zo min mogelijk schade toe te brengen.
Sommige magnetostrictieve units hebben ook nog een 'tuning' knop waarmee de frequentie van de vibraties gereguleerd kan worden. De frequentie is het aantal keren per seconde dat de tip heen en weer beweegt en is deels bepalend voor de snelheid van de tip (snelheid / verplaatsing = frequentie x amplitude x tijd). De meeste ultrasone units zijn 'autotuned' naar de optimale trillingsfrequentie voor een specifieke scaler, waardoor het niet mogelijk is de frequentie te reguleren.

1.3.1 Magnetostrictief

Het magnetostrictief effect werd in 1842 door James Prescott Joule ontdekt. Hij constateerde dat bepaalde ferromagnetische materialen, zoals ijzer en nikkel de eigenschap hebben om in een magnetisch veld van lengte te veranderen. Het karakteristieke onderdeel van de magnetostrictieve unit (figuur 1.6) is het pakket van platte metalen lamellen (nikkel-cobalt) die aan de uiteinden aan elkaar zijn gesoldeerd, of een ferro-magnetische staaf (ferriet). De lamellen/staaf zijn vastgemaakt aan de tip (de insert) en hebben een overeenkomst met een stemvork.

Deze lamellen/staaf wordt in het handvat geschoven waarin een spoel zit van koperdraad. Met de spoel wordt een magnetisch veld opgewekt op het moment dat er stroom op wordt gezet. De combinatie van verschillende metalen reageert harmonisch op de wisselende elektrische velden. Het lamellen pakket of de staaf contraheert dan.

Een wisselstroom produceert een wisselend magnetisch veld. Als het magnetische veld alterneert ('aan' en 'uit' zetten), verandert het lamellenpakket of de staaf continue van vorm en worden er loodrecht op de as-richting trillingen opgewekt. Dit gebeurt met een frequentie van twee keer de wisseling van het magnetische veld. Deze vormveranderingen worden overgebracht naar de tip die gaat vibreren en daarbij een soort elliptische spiraalbeweging maakt (figuur 1.4).

De magnetostrictieve tipbeweging zorgt voor gelijktijdige activiteit van alle oppervlakken van de tip, zodat de zijkant, achterkant en voorkant van de tip op het tandoppervlak kunnen worden gebruikt. Alle zijden van de tip zijn effectief. Magnetostrictieve scalers bewegen tussen de 18.000 en 45.000 Hz. Het door het handstuk stromende water heeft een drieledige taak:

- het zorgt voor de koeling van de lamellen/staaf in het handstuk;
- het koelt het te reinigen tandoppervlak;
- het zorgt voor de afvoer van tandsteenpartikeltjes en plaque tijdens de behandeling.

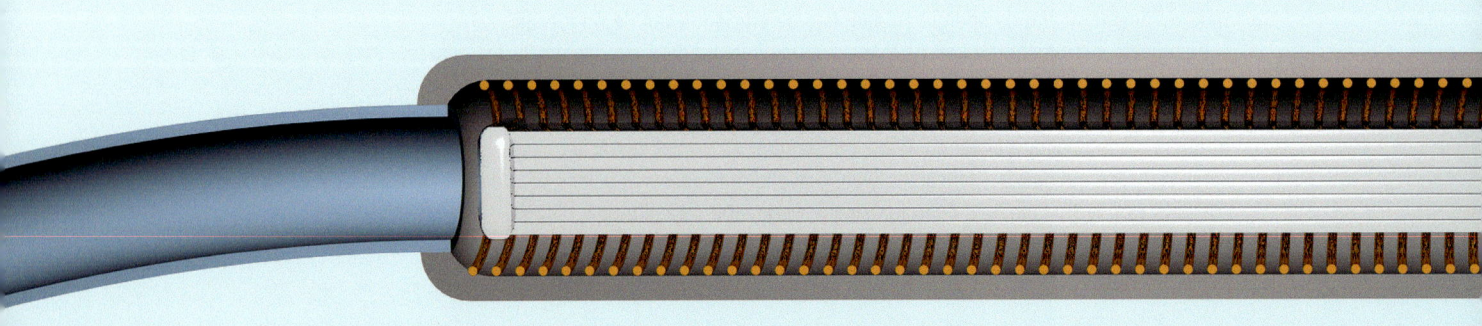

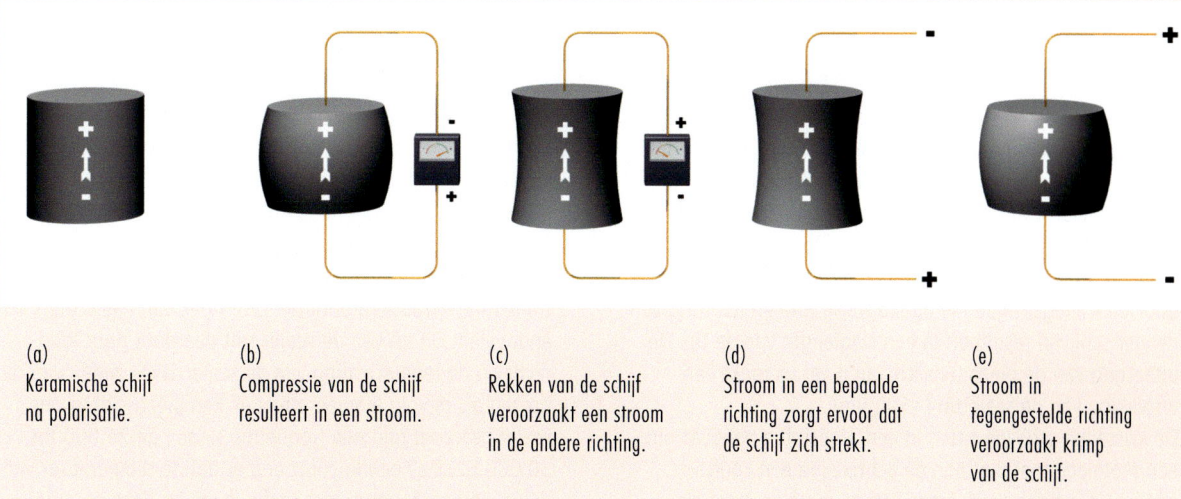

(a) Keramische schijf na polarisatie.

(b) Compressie van de schijf resulteert in een stroom.

(c) Rekken van de schijf veroorzaakt een stroom in de andere richting.

(d) Stroom in een bepaalde richting zorgt ervoor dat de schijf zich strekt.

(e) Stroom in tegengestelde richting veroorzaakt krimp van de schijf.

figuur 1.7 Activiteit van een piëzo-elektrisch element.

1.3.2 Piëzo-elektrisch

Piëzo-elektriciteit werd in 1880 ontdekt door de gebroeders Piere en Jacques Curie in samenwerking met Gabriel Lippman. Deze Franse onderzoekers constateerden dat als er op een kristallijn materiaal druk wordt uitgeoefend, er elektriciteit wordt gegenereerd. Wanneer er een trekbelasting op de kristallen wordt uitgeoefend, draait de polariteit van de stroom om. Het woord 'Piëzo' is afgeleid van het Griekse werkwoord 'piezein' wat drukken betekend. Piëzo-elektriciteit kan worden waargenomen bij veel natuurlijk voorkomende kristallen zoals kwarts en toermalijn. Het effect kan worden omgedraaid wanneer het kristal in een elektrisch veld wordt gebracht. Dan zal het kristal gaan trillen met een frequentie afhankelijk van de wisselstroom.

De piëzo-elektrische tandheelkundige unit werkt volgens dit laatste omgekeerde principe van piëzo-elektriciteit (reciprook) (figuur 1.7), waarbij er een aantal elektrisch reactieve keramische schijven in het handvat zitten. Deze vervormen als er een elektrische stroom op wordt gezet. Door met de elektriciteit te alterneren wordt er een trilling opgewekt welke via een centrale as, die door de schijven heenloopt, wordt doorgegeven aan de tip. De uiteindelijke beweging van de tip is voornamelijk een voor-achterwaartse beweging. De uitslag van de tip varieert tussen 30-60 micron (μm). Aan de achterzijde van de as zit een contragewicht die de trilling naar achteren toe opvangt en output naar voren toe verbetert. Hierbij is geen magnetisch veld aanwezig.

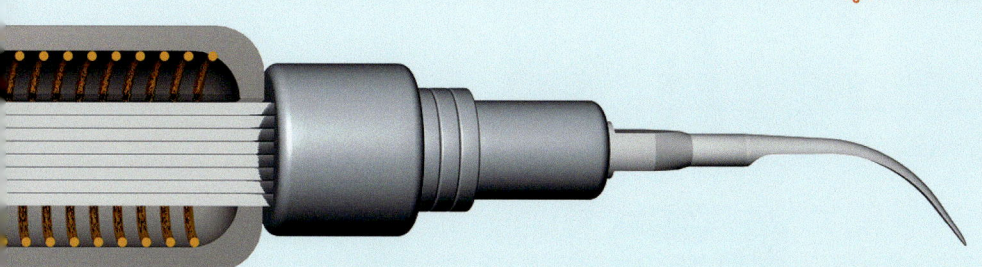

figuur 1.6 Schematische doorsnede van een magnetostrictief handstuk.

Figuur 1.8 laat een schematische doorsnede zien van een instrument waarbij een piëzo-element is ingebouwd in het handstuk. Het element is opgebouwd uit een viertal kristalschijven waar, door middel van contactplaatjes, een wisselspanning op kan worden gezet. Door het onder spanning zetten gaan de kristallen uitzetten en inkrimpen waardoor de trillingsfrequentie ontstaat. De totale uitzetting van de vier schijven resulteert in een slaglengte van de tip. De uitzetting van de piëzo (typisch <μm) veroorzaakt een uitwijking van de scalertip (~100 μm).

De kristallen schijven zitten in een afgesloten handvat om een metalen staaf met aan de achterzijde een contragewicht. Op het andere einde van de metalen staaf zit schroefdraad waar een scalertip op gedraaid kan worden.

Een speciale sleutel om de tip met de juiste hoeveelheid kracht vast te draaien voorkomt kapotdraaien van de schroefdraad (figuur 1.10). De trilrichting is in de lengterichting van het handstuk, vandaar dat de tip voornamelijk een lineaire beweging maakt in voor-achterwaartse zin (figuur 1.4). Om precies te zijn wordt de trilrichting veranderd door de 120° hoek van alle scalers en endovijlen. De tip van de scaler trilt daardoor puur loodrecht op de lengterichting van de scaler. Twee zijden van de tip zijn als gevolg hiervan effectief. Een piëzo-elektrische scaler beweegt met een frequentie tussen de 25.000 tot 50.000 Hz. De koeling zorgt ervoor dat de temperatuur van de tip geregeld wordt, wat nodig is omdat deze door wrijving met het tandoppervlak warm wordt.

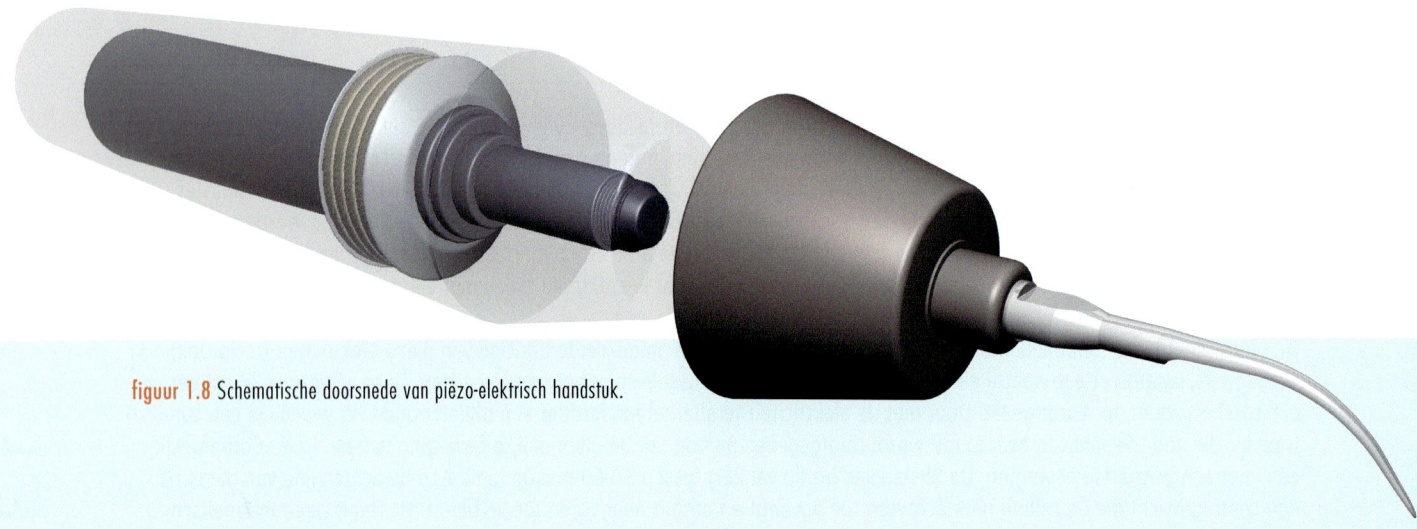

figuur 1.8 Schematische doorsnede van piëzo-elektrisch handstuk.

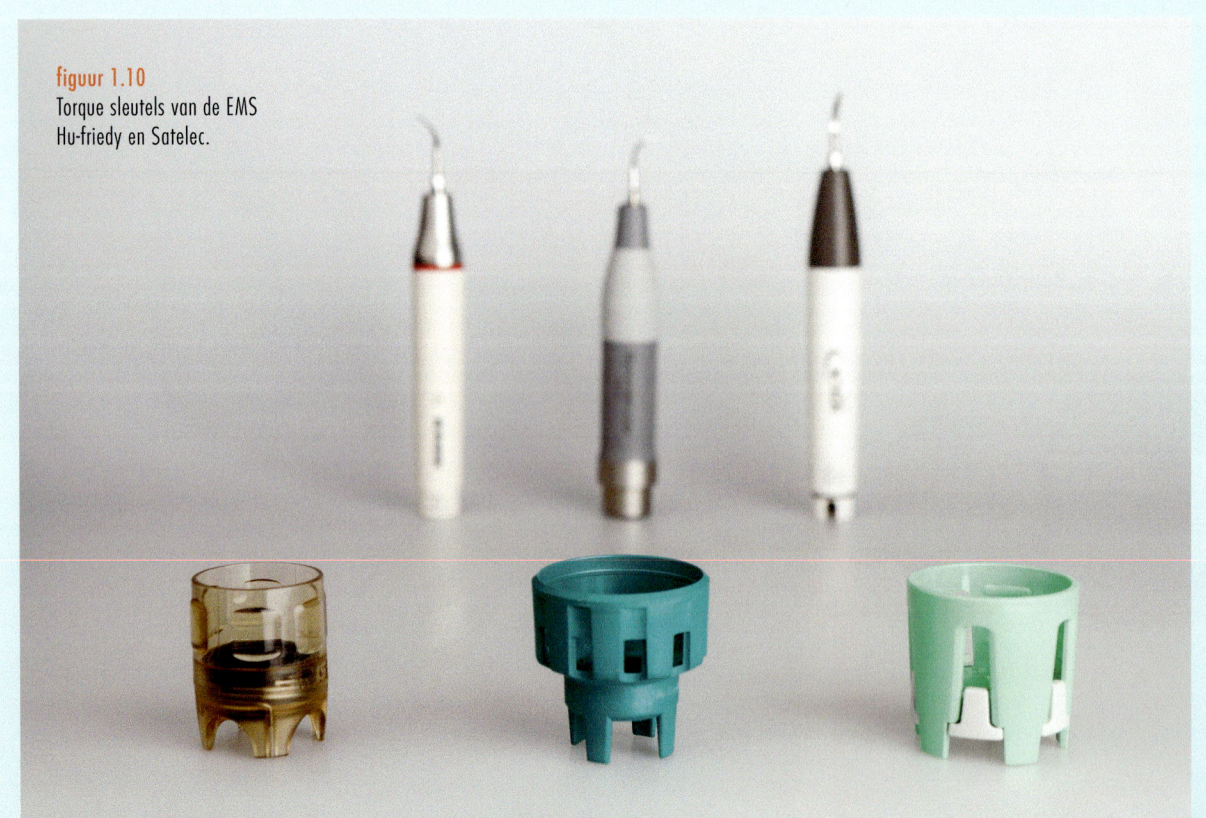

figuur 1.10
Torque sleutels van de EMS Hu-friedy en Satelec.

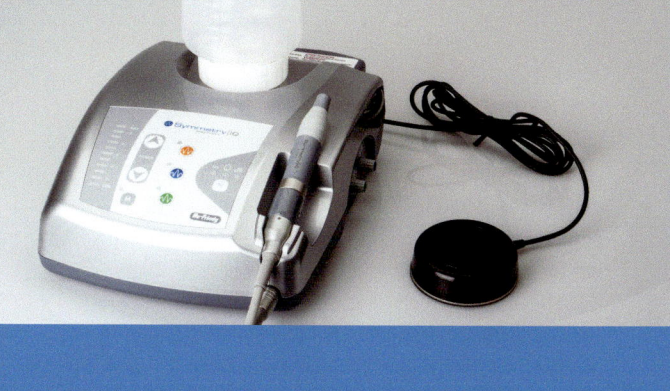

figuur 1.9a Moderne piëzo-elektrische units: Symmetry IQ 4000 van Hu Friedy.

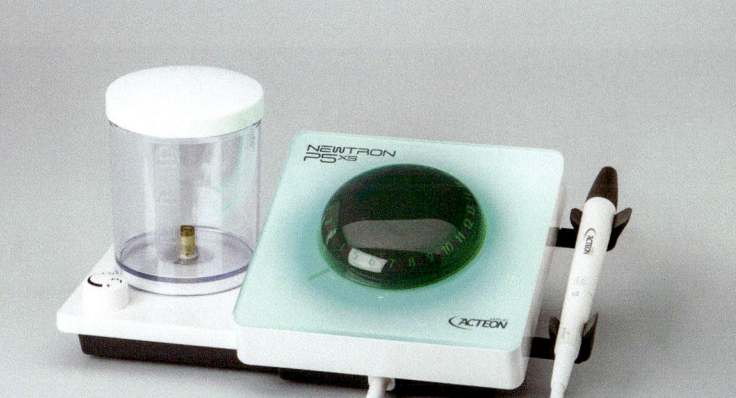

figuur 1.9b De Newtron LED P5XS van Satellec.

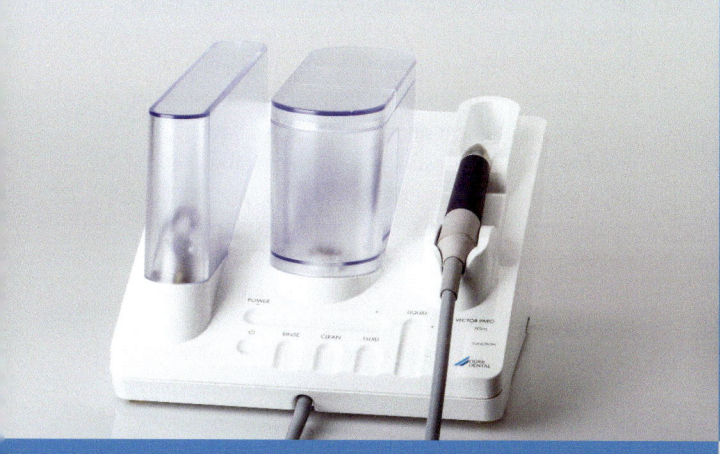

figuur 1.9c De vector paro van de firma Durr.

figuur 1.9d De piëzo smart van de firma Mectron.

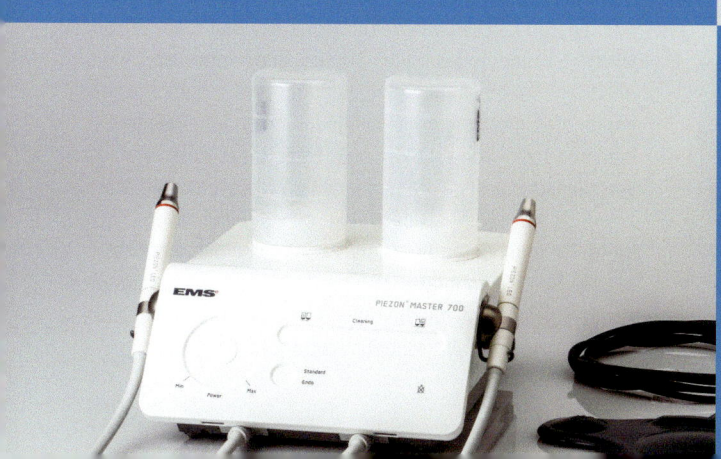

figuur 1.9e De Piezon Master 700 van EMS.

MECHANISCHE SCALERS | 23

1.4 Koeling van scaler-tips

Een deel van de ultrasone energie wordt omgezet in warmte. De ultrasone trillingsgolf verplaatst zich door de weefsels waarbij de energie afneemt en wordt omgezet in warmte, hierdoor kan de temperatuur van het tandoppervlak en de omliggende weefsels stijgen. Het effect op de weefsels is afhankelijk van de mate van temperatuurverhoging, de tijd waarover dit aanhoudt en de gevoeligheid van het weefsel. In de meeste weefsels is de normale fysiologische respons om de bloedstroom te verhogen wat mee zal helpen bij de regulatie van de temperatuur.

Ook is een goede koeling noodzakelijk om de temperatuur te reguleren. Zoals gezegd heeft een magnetostrictieve unit koeling nodig voor het lamellenpakket/de staaf en de tip. Doordat het koelwater (bij een magnetostrictieve unit) via het handstuk naar de tip stroomt wordt het onderweg enigszins opgewarmd.

Bij te weinig watertoevoer is de koeling onvoldoende en zal de watertemperatuur hoger worden. De behandelaar kan zelf de temperatuur van de waterstroom op de pols testen.

Bij piëzo-elektrische handstukken en sonische scalers hoeft alleen de tip te worden gekoeld. Er is dus minder koeling nodig. Recent onderzoek laat zien dat ten opzichte van magnetostrictieve instrumentatie, met piëzo-elektrische scalers de helft minder water nodig is om de temperatuur in de pulpaholte constant te houden.

De waterkoeling werkt dus als een koelvloeistof om de warmte ontwikkeling te reguleren en om te voorkomen dat er pijn of zelfs schade aan de pulpa kan optreden. Daarnaast genereert de vibrerende tip een waterspray. Enerzijds verzorgt dit een constante doorspoeling van de pocket tijdens de instrumentatie, anderzijds kan hierin 'cavitatie' ontstaan wat bijdraagt aan de reiniging van het tand- en worteloppervlak.

Bijkomend voordeel van de koeling is dat het werkgebied continu wordt schoongespoeld wat voor de behandelaar goed zicht betekent.

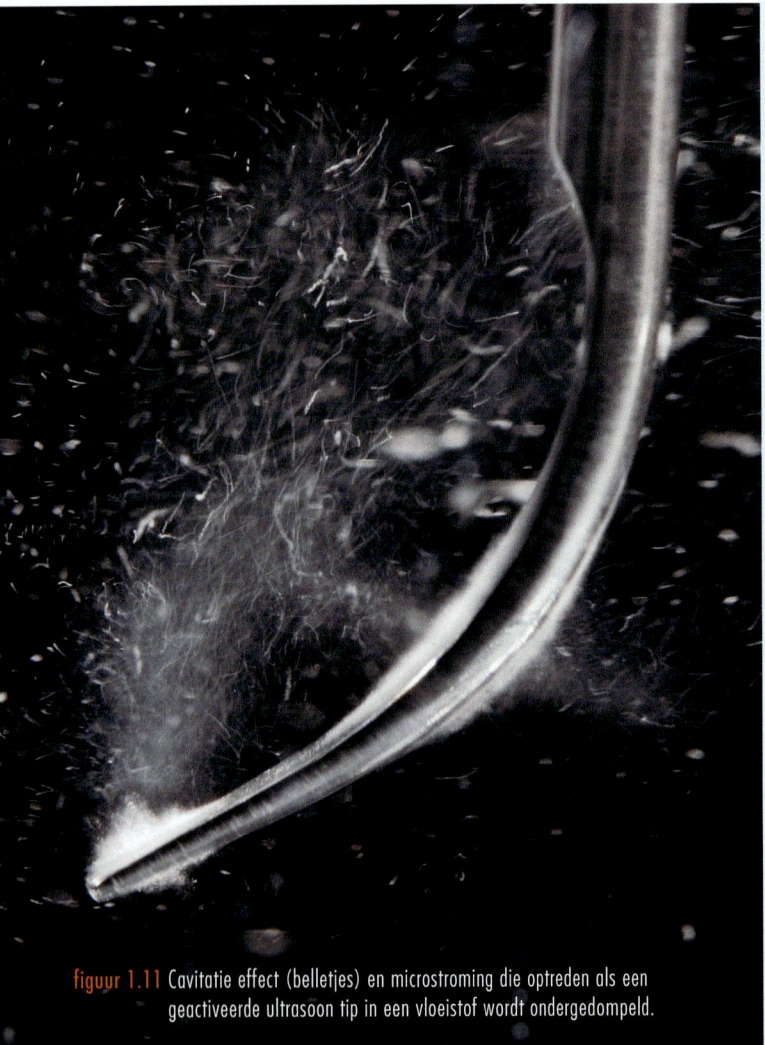

figuur 1.11 Cavitatie effect (belletjes) en microstroming die optreden als een geactiveerde ultrasoon tip in een vloeistof wordt ondergedompeld.

1.4.1 Cavitatie

Een unieke bijkomende eigenschap van ultrasone scalers is het cavitatie-effect en de microstroming die ontstaan door de hoog frequente beweging van de tip in de koelvloeistof.

In het woordenboek wordt cavitatie beschreven als de productie van luchtbelletjes die waarneembaar is bij scheepsschroeven die met hoge snelheid door het water gaan, dit kan zelfs leiden tot corrosie van het oppervlak van de schroef. Microstroming is het gevolg van de snelle beweging van de ultrasone tip die zorgdraagt voor een wervelstroom rondom de scalerpunt, voornamelijk in de richting van de oscillatie van de scaler (figuur 1.11). Deze vloeistofstromingen kunnen mechanische krachten uitoefenen die kunnen helpen bij het schoonmaken van het tandoppervlak en daarnaast tandsteenpartikeltjes en plaque afvoeren.

Tijdens ultrasone instrumentatie staat het gebruikte koelwater door de hoge trillingsfrequentie onder invloed van snel afwisselende trek- en drukbelastingen, waardoor plaatselijk sterke drukverlagingen kunnen voorkomen. Als de drukverlaging zo groot is dat de dampspanning van de vloeistof wordt bereikt, kunnen aan de punt van de ultrasone tip, waar deze maximaal vibreert, kleine holtes in de vloeistof, in de vorm van bellen, ontstaan. Deze belletjes zijn gevuld met waterdamp/gas en imploderen met hele hoge snelheden en enorme lokale krachten tot gevolg. Dit kan ook leiden tot schokgolven. Dit verschijnsel wordt cavitatie genoemd en is afhankelijk van zowel de frequentie als de amplitude van de ultrasone oscillaties. De imploderende belletjes kunnen helpen met het mechanisch schoonmaken van het tandoppervlak. Daarnaast kunnen ze 'sonochemische' effecten teweegbrengen die ook kunnen helpen bij het schoonmaakproces.

Kader 1.3 Ultrasoon effect in koelwater

Als er koelvloeistof over de vibrerende tip wordt gebracht, ontstaan er twee hydrodynamische effecten: Cavitatie en akoestische microstroming. Als ultrasone energie van meer dan 1/3 watt per vierkante centimeter wordt toegepast op een vloeibaar medium ontstaat cavitatie. Dit is het resultaat van de snelle beweging van een solide metalen tip in een vloeistof. Het resulteert in kleine vacuüm belletjes (figuur 1.12 A).

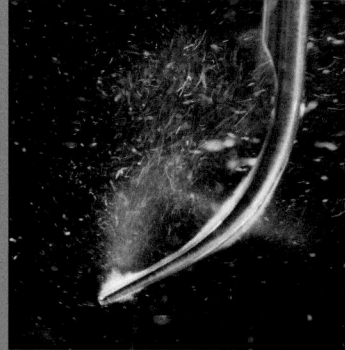

figuur 1.12a

Deze belletjes ontstaan en imploderen op de plaatsen van de tip waar deze maximaal vibreert (figuur 1.12 B). Door de implosie wordt plaatselijk veel energie vrijgemaakt waardoor lokaal een hoge temperatuur en druk ontstaat. Deze temperatuur-(golf) en drukgolf kan bacteriële celwanden verbreken. Prof. A.D. Walmsley heeft veel onderzoek gedaan naar het effect van cavitatie op een met plaque bedekt oppervlak. Uit figuur 1.13 blijkt dat als alleen het mechanische effect van de tip wordt gebruikt er een klein oppervlak wordt gereinigd. Door waterkoeling blijkt dat het gereinigde oppervlak nog groter wordt.

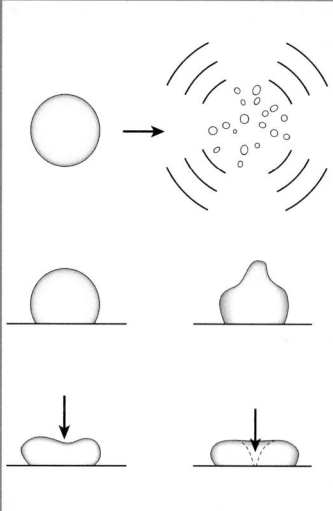

figuur 1.12b

Akoestische stroming is minder ingewikkeld. Er ontstaat een soort draaikolk in de vloeistof (figuur 1.12 C) die wordt opgewekt door de krachtige ultrasone vibraties en de kleine ruimte waarin de tip kan bewegen.
Dit is geen bactericide effect maar het helpt om de plaque van het tandoppervlak te verwijderen en de pocket (of bij een endodontische behandeling de wortelkanalen) schoon te spoelen. Beide effecten dragen bij aan een verhoogde reiniging van een met plaque bedekt tandoppervlak (in sommige studies zelfs 500% meer) maar zijn niet specifiek voor ultrasone apparatuur en kunnen ook optreden als er sonische instrumenten worden gebruikt.

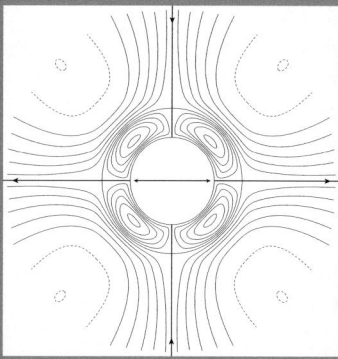

figuur 1.12c

Het imploderen van de bellen betekent een abrupte overgang van de gas/damp fase naar de vloeibare fase, waarbij hoge moleculaire krachten vrij kunnen komen. Theoretisch kan de druk tot een paar honderd of duizend bar stijgen en kan de temperatuur tot circa 2700 graden Celsius oplopen. Door dit alles wordt het oppervlak aan mechanische, thermische, electro-fysische krachten blootgesteld, wat leidt tot een erosief effect. Het is onwaarschijnlijk dat er een cavitatie-effect optreedt bij sonische scalers.

Bij ultrasone scalers ontstaat rondom de tip een akoestisch veld van microgolven. De krachten die hierbij vrijkomen zijn groot genoeg om schade aan bloedplaatjes te veroorzaken. In aanwezigheid van bloed kan het cavitatie-effect dan ook resulteren in een thrombogeen effect met als gevolg lysis van erytrocyten en bloedplaatjes. Mogelijk verklaart dit de reductie van bloeding die optreedt bij het gebruik van ultrasone scalers.

Hoe groot de bijdrage van dit cavitatie-effect is op de verwijdering van plaque (biofilm), tandsteen en op het los maken van endotoxinen van het worteloppervlak staat nog niet vast. In de jaren vijftig dachten onderzoekers dat er voor het reinigende effect geen direct contact nodig was tussen de tip en het worteloppervlak. Niet lang daarna werden zij verlost uit deze droom toen duidelijk werd dat het cavitatie-effect niet voldoende is om tandsteen te verwijderen. Wel blijkt dat cavitatie in staat is om sterk gebonden materie, zoals plaque, van harde oppervlakken te verwijderen. Dit vindt plaats tot ongeveer 0.5 mm van de punt van de tip. De hoeveelheid plaque die verwijderd wordt, is afhankelijk van het type tip (scherpte, lengte en dikte) en de plaatsing van de tip ten opzichte van het element. Het reinigende effect van cavitatie is niet het gevolg van een enkel belletje maar het effect van duizenden belletjes tezamen.

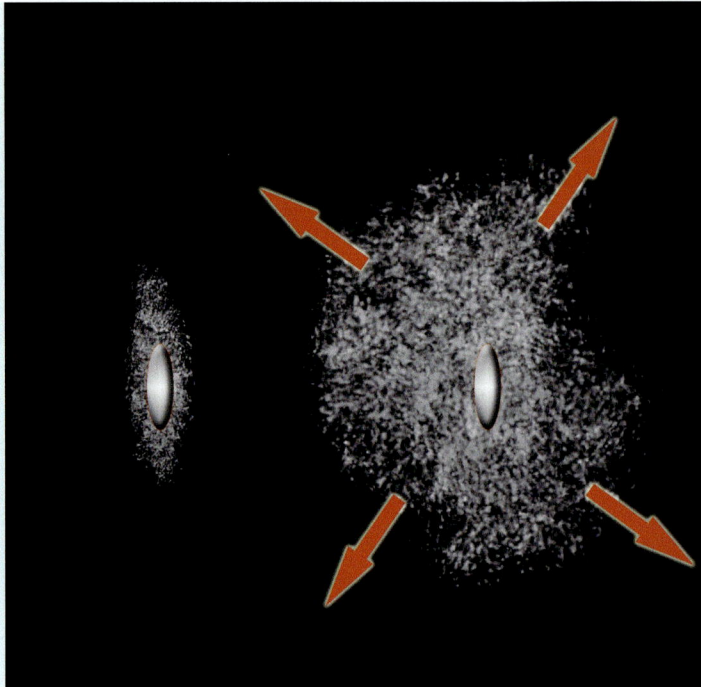

figuur 1.13 De ultrasone koelvloeistof verwijdert plaque voorbij het oppervlak dat met de tip wordt geraakt. Naar: Walmsley et al, Journal of Clinical Periodontology, 1988, 539-543.

1.4.2 Aerosol

Tijdens het gebruik van ultrasone apparatuur ontstaat een aerosol wat strikt gezien een dispersie van heel fijne partikeltjes (<100 μm) betekent. Een tandheelkundige aerosol is te omschrijven als een wolk van miljoenen zeer kleine waterdeeltjes die met grote snelheid worden rondgeslingerd door bijvoorbeeld het gebruik van een hoekstuk, meerfunctiespuit of mechanische scaler. Aerosoldeeltjes komen voor in vaste en vloeibare vorm. De vaste deeltjes bestaan onder andere uit dentine, glazuur en tandsteen. De vloeistofdruppeltjes bestaan onder andere uit koelwater en speeksel, en zijn eveneens beladen met micro-organismen uit de plaque. In aerosol is ook bloed aangetoond, ook al was dit niet zichtbaar. De aerosol verspreid zich voornamelijk naar de borst van de patiënt en naar het gezicht van de operateur.
Het ontstaan van een bacterieel geladen aerosol is daarom een aandachtspunt voor patiënten, assistenten en behandelaars omdat deze tot infecties kunnen leiden van bijvoorbeeld de ogen of de luchtwegen.

Goede praktijkhygiëne en infectiecontrole blijft te allen tijde belangrijk. Dat geldt niet alleen tijdens de behandeling maar ook na afloop. Een aerosol zal meer dan 30 minuten in de lucht blijven hangen. Tegen de grotere partikels bieden een mondmasker en een beschermbril voor de behandelaar de nodige bescherming. Het risico van besmetting wordt door een goed sluitend mondmasker met een hoge filtering enorm gereduceerd. Onderzoek uit 1967, dat in verband met aerosol veelvuldig wordt aangehaald, meldt dat het aantal bacteriën in de lucht tijdens en na het gebruik van ultrasone apparatuur toeneemt tot 30 keer boven het niveau van vóór de behandeling.
Dit inmiddels gedateerde onderzoek werd echter uitgevoerd in een tijdperk waarin er nog geen goede nevelzuigers waren. Meer recent 'in-vitro' onderzoek van een prototype nevelzuiger die om het ultrasone handstuk is geplaatst laat zien dat de aerosol vermindert met 93%. Recent 'in-vivo' onderzoek heeft aangetoond dat het gebruik van een gewone nevelafzuiger een goede bescherming biedt tegen de bacteriële aerosol tijdens het gebruik van piëzo-elektrische ultrasone apparatuur (Timmerman et al. 2004). Aandachtspunt voor de behandelaar of diens assistent is dat bij het afzuigen de nevelzuiger niet te

dicht bij de tip van de mechanische scaler wordt gehouden omdat anders het gevaar bestaat dat daardoor de koeling onvoldoende wordt.

Men moet opletten bij patiënten met een sterk verminderde weerstand tegen infecties. De bacterieel geladen aerosol zou in deze specifieke gevallen het risico op ziekte bij deze mensen kunnen vergroten. Bij deze patiënten zou een mondmasker over de neus bescherming kunnen bieden. Het hepatitis virus en het HIV-virus zijn in het speeksel en de bloedbaan aangetoond en kunnen daardoor ook in een aerosol voorkomen. De infectiekans met het hepatitis virus is via een aerosol weliswaar klein maar potentieel aanwezig. Het HIV-virus wordt niet zo gemakkelijk overgedragen, daarom wordt het besmettingsgevaar via een aerosol vrij klein tot onwaarschijnlijk geacht, maar natuurlijk niet uit te sluiten. Waar mogelijk dienen daarom preventieve maatregelen genomen te worden. Hoewel het goed is om te realiseren dat er op dit moment geen enkel bewijs is dat een behandelaar of patiënt via een aerosol een ernstige ziekte heeft opgelopen. Met eenvoudige maatregelen kan een aanzienlijke vermindering van aerosol worden bereikt.

Additionele bescherming kan worden verkregen door de patiënt vóór de behandeling met mechanische scalers te laten spoelen met antimicrobiële spoelmiddelen (bij voorkeur chloorhexidine met als alternatief Listerine®). Hierdoor zal eveneens de bacterieel geladen aerosol verminderen. Dit voorspoelen blijkt een flinke reductie tot gevolg te hebben van het aantal bacteriën in het speeksel. Studies hebben aangetoond dat door ± 60 seconden te spoelen vóór instrumentatie de bacteriële druk in het speeksel wordt gereduceerd met ongeveer 90%, wat vervolgens gedurende ±60 minuten aanhoudt. Deze eenvoudige, praktische methode wordt op dit moment geadviseerd. Ook is aangetoond, dat het aantal levensvatbare bacteriën in een aerosol met ±94% daalt als er voor de behandeling wordt gespoeld (30 seconden) met een fenol houdend spoelmiddel (bijv. Listerine®). Omdat ook de kleding van de behandelaar vervuild kan raken met een aerosol is in de richtlijnen van de American Dental Association opgenomen dat er elke dag een schoon wit pak aangetrokken moet worden.

1.4.3 Antimicrobiële koelvloeistof

Algemeen wordt als zorg uitgesproken dat bij diep sub-gingivaal reinigen er onvoldoende koeling van de tip zou plaatsvinden. Onderzoek van Nosal (1991) heeft laten zien dat het koelwater met de bewegingen van de tip mee de volledige pocketdiepte bereikt en dat de punt van de tip daarmee voldoende gekoeld wordt. Het lijkt erop dat de vibratie van de tip het koelingswater als het ware de pocket in stuurt. Aangezien met koelvloeistof de volledige pocket tot op de bodem wordt geïrrigeerd zou een antimicrobieel middel een mogelijk gunstig extra effect kunnen opleveren.

Wel bleek dat de koeling niet ver bij het instrumentatiepad van de tip vandaan gaat. Dus om het hele sub-gingivale gebied met de koelvloeistof te bereiken is het van belang zeer grondig te instrumenteren waarbij alle uithoeken van de pocket met de tip bezocht worden.

De klinische voordelen van het gebruik van ultrasone scalers met een antimicrobiële koelvloeistof in plaats van gewoon leidingwater zijn niet zo goed gedocumenteerd. Een aantal korte termijn studies onderzochten een oplossing van 0.02% en 0.12% chloorhexidine (CHX) en vonden geen klinische meerwaarde. Ander onderzoek constateerde dat de CHX groep in vergelijking met gewoon leidingwater een significant grotere reductie liet zien in pockets die initieel 4-6 mm waren. Met de koeling van 0.12% CHX werd een extra 0.5 mm pocketdiepte reductie bereikt. Het is de vraag of deze beperkte verbetering ten opzichte van gewoon water het gebruik van een relatief duur antimicrobieel spoelmiddel rechtvaardigt.

Er zijn redelijk wat onderzoeken gedaan waarin gekeken is naar het effect van een antimicrobiële toevoeging aan het koelwater van de ultrasone unit met betrekking tot een verbetering van het klinische resultaat. Tot op heden heeft men nog niet onderzocht of die toevoeging ook bijdraagt aan een vermindering van de aerosol. In specifieke gevallen waarin een gerichte antimicrobiële therapie wordt ingezet, is er een hernieuwde interesse om gebruik te maken van antimicrobiële koelvloeistof. Het zou bijvoorbeeld bij immuno-gecompromitteerde patiënten, of patiënten met een vergevorderde recidiverende/refractaire parodontitis een meerwaarde kunnen hebben.

Uit verscheidene kleine klinische onderzoeken blijkt dat het effect van professionele gebitsreiniging wordt versterkt als plaatselijk jodium wordt geappliceerd. Jodium zou daarmee een potentieel antimicrobiële koelvloeistof kunnen zijn. Dit vereist echter nog bevestiging middels een groter gecontroleerd klinisch onderzoek. Daarnaast kleeft er aan het gebruik van jodium het gevaar voor overgevoeligheid (bijv. jodium allergie, kruisallergie voor schelpdieren). Daarbij is jodium gevaarlijk voor de ongeboren vrucht. In Amerika wordt dan ook het gebruik van jodium bij *vrouwen die zwanger kunnen worden*, als een contra-indicatie genoemd.

HET EFFECT VAN PROFESSIONELE GEBITSREINIGING

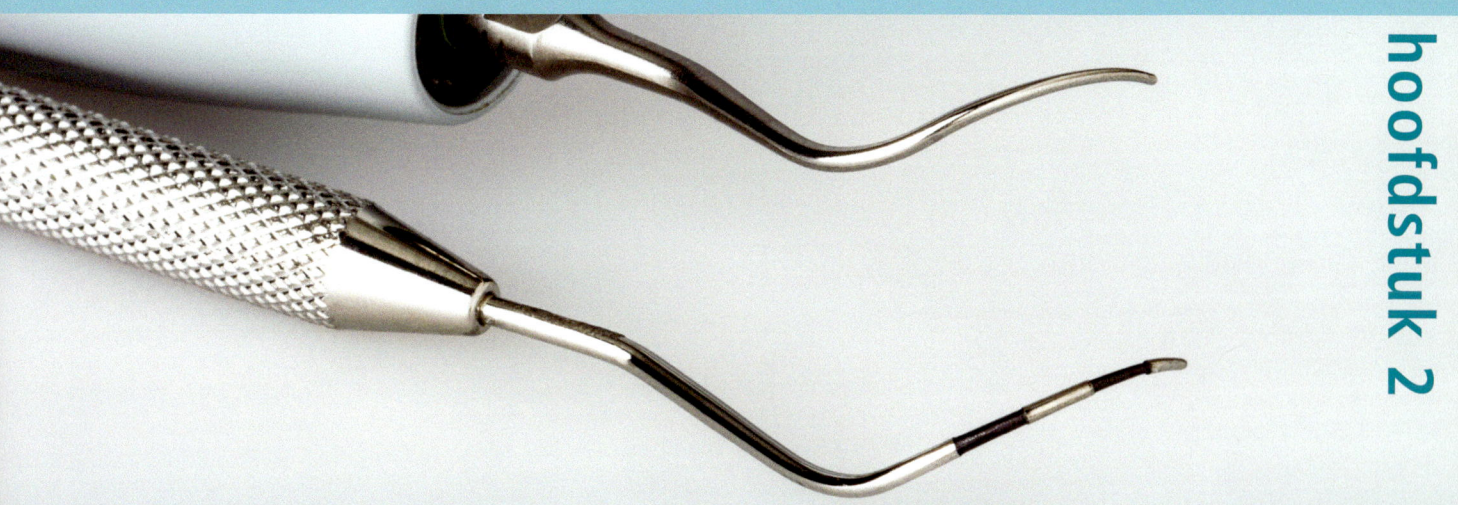

hoofdstuk 2

2.1 Inleiding
2.2 Klinische resultaten
2.3 Verwijderen van plaque (biofilm)
2.4 Het effect op de samenstelling van de microflora
2.5 Verwijderen van tandsteen
2.6 Verwijderen van endotoxine en wortelcement
2.7 Bereik je de bodem van de pocket?
2.8 Toegang tot furcaties
2.9 Patiënt
2.10 Effectiviteit

2.1 Inleiding

De effectiviteit van professionele gebitsreiniging wordt in veel onderzoeken gerelateerd aan het vermogen om plaque, tandsteen en endotoxinen (bacteriële producten) te verwijderen en aan de mate van gladheid van behandelde tandoppervlakken. Bij de beoordeling van de verschillende onderzoeken dient er rekening gehouden te worden met het feit dat iedere analysemethode zijn beperkingen heeft. Daarnaast kunnen ook factoren als het type instrument, het element, de anatomie van de wortel, de initiële pocketdiepte evenals de medewerking van de patiënt en niet in het minst de manuele vaardigheden van de operateur van invloed zijn op de meetresultaten. Dit bemoeilijkt dan ook de onderlinge vergelijkbaarheid van studies.

2.2 Klinische resultaten

Wanneer mechanische scalers of handinstrumenten worden gebruikt voor de supra- en sub-gingivale gebitsreiniging, zijn de klinische resultaten (pocketdiepte, aanhechtingsniveau, bloedingsneiging) die bereikt worden niet significant verschillend (tabel 2.1).

Tabel 2.1 Klinisch effect van handinstrumenten en mechanische scalers.

Referentie	Instrumenten	Sondeerdiepte (mm) vóór sc/pl	Sondeerdiepte (mm) reductie na sc/pl	Aantal min. sc/pl per element	Duur studie (mnd)
Torfason et al. n=18 (1979)	Hand of Ultrasoon	5.0	1.70	3.8 3.0	2
Badersten et al. n=16 (1981)	Hand of Ultrasoon	4.2	1.30		8
Badersten et al. n=16 (1985)	Hand of Ultrasoon	5.5	1.90	10.7	12
Boretti et al. n=19 (1995)	Hand of Ultrasoon	5.74 6.04	1.83 1.82	8.5 4.3	1
Laurell et al. n=12 (1988)	Hand of Sonisch		72% ♦ 67% ♦	12	4 8
Laurell n=16 (1990)	Sonisch		80%		8
Loos et al. n=12 (1987)	Sonisch of Ultrasoon	≤3.5 4-6.5 ≥7	0.00 1.30 2.70		12
Loos et al. n=12 (1989)	Sonisch of Ultrasoon	≤3.5 4-6.5 ≥7	-0.50 1.20 2.30	6.7 molaren 3.7 overige	24

♦ = Percentage reductie in het aantal plaatsen met ≥4 mm sondeerdiepte ten opzichte van baseline.

Uit een aantal korte termijn studies (bijv. Torafson 1979) blijkt dat er een vergelijkbare pocketdieptereductie en afname van bloeding optreedt in een periode van drie tot acht weken na behandeling met hand- of ultrasone instrumenten. Ook de klinische resultaten op een langere termijn laten geen significant verschil zien tussen beide instrumentatiemethoden. Badersten c.s. evalueerden in meerdere inmiddels 'klassieke' studies het klinische effect van de professionele gebitsreiniging. In hun eerste studie vergeleken ze de twee instrumentatiemethoden bij adulte parodontitispatiënten (gemiddelde initiële pocketdiepte 4.1-4.5 mm). Nadat de patiënten een adequate mondhygiëne was bijgebracht, werden de incisieven, cuspidaten en de premolaren professioneel met hand- of ultrasone instrumenten volgens een 'splitmouth' onderzoeksprotocol gereinigd. Het klinische resultaat (plaque, bloeding en pocketdiepte) van de behandeling werd vervolgens iedere drie maanden geëvalueerd. Reeds drie maanden na de professionele gebitsreiniging kon een afname in bloeding na sonderen worden waargenomen. Slechts 14% tot 18% van de gemeten pockets vertoonden nog bloeding na sonderen terwijl de initiële bloedingsneiging van de gemeten pockets 90% bedroeg. De gemiddelde initiële pocketdiepte daalde met 1.3 mm -1.7 mm in vier tot vijf maanden na de behandeling.

De reductie bleek het grootst bij pockets met een grote initiële pocketdiepte. Deze klinische resultaten bleven stabiel gedurende de rest van de onderzoeksperiode (twee jaar). In hun vervolgonderzoek (Badersten et al. 1984) naar het effect van de professionele gebitsreiniging bij patiënten met een vergevorderde adulte parodontitis (gemiddelde initiële pocketdiepte 5.5 mm -5.8 mm) constateerden zij evenals in hun vorige onderzoek drie maanden na het scalen een afname in bloeding na sonderen. De gemiddelde initiële pocketdiepte was binnen twaalf maanden na behandeling gedaald tot gemiddeld 3.6 mm -3.9 mm. De klinische verbetering bleef stabiel gedurende de rest van de onderzoeksperiode (twee jaar). Er was geen verschil tussen de twee behandelaars.

Toch heeft onderzoek van Ruhling (2002) laten zien dat vaardigheid en ervaring wel invloed kan hebben op de resultaten van professionele gebitsreiniging. Men constateerde dat een getrainde behandelaar tot een veel groter behandeld oppervlak komt. In de meeste van deze klinische studies is niet naar veranderingen van het klinisch aanhechtingsniveau gekeken. Niettemin, gezien het voorafgaande, wordt aangenomen dat het aanhechtingsniveau een vergelijkbare verbetering zal laten zien. Onduidelijk is nog in welke mate de tipbeweging of frequentie van mechanisch instrumentarium de klinische effectiviteit beïnvloed. Het is überhaupt onduidelijk wat het effect van de verschillende instrumenten is op het worteloppervlak. Studies die sonische, piëzo-elektrische en magnetostrictieve scalers hebben vergeleken, laten bijna dezelfde klinische resultaten zien, ondanks de grote variatie in frequenties die de verschillende units produceren (2.500 tot 50.000 Hz) en de verschillen in de bewegingsrichting van de tip (lineair, elliptisch, cirkelvormig).

Vooralsnog zijn daarom handinstrumenten en mechanische scalers, al dan niet gecombineerd gebruikt, zeer geschikt om parodontale pockets te reinigen en daarmee het gewenste therapeutische einddoel van ondiepe (≤ 5 mm) niet bloedende pockets te bereiken. De verbetering van klinische parameters is vrijwel gelijk voor alle instrumentatiemethoden zo lang er maar voldoende tijd wordt besteed aan de grondige reiniging van de tandworteloppervlakken. Twee recente systematische reviews (Hallmon & Rees 2003, Tunkel et al. 2002) onderschrijven deze constatering.

2.3 Verwijderen van plaque (biofilm)

Een effectieve subgingivale plaquecontrole is noodzakelijk voor een optimale parodontale wondgenezing en ook voor het op termijn gezond houden van het parodontium. Verwijdering van subgingivale plaque is belangrijk omdat rekolonisatie binnen enkele maanden zal plaatsvinden ondanks goede supragingivale plaque controle. Dat gebeurt zelfs al binnen enkele weken in geval van een slechte plaquecontrole. Deze rekolonisatie van bacteriën maakt het noodzakelijk dat er steeds weer opnieuw een professionele mechanische subgingivale plaqueverwijdering moet worden uitgevoerd door de tandarts of mondhygiënist. Het gebruik van ultrasone tips op een lage power setting en het gebruik van de smalle slanke tips maken ultrasoon zeer geschikt voor een periodieke toepassing tijdens de parodontale nazorg waarbij er een minimaal risico is voor beschadiging van de tandweefsels. Als de ultrasone apparatuur zo gebruikt wordt, kunnen op comfortabele wijze alle tandoppervlakken en pockets van plaque (biofilm) worden ontdaan. Hierdoor zijn handinstrumenten in de nazorg misschien niet eens meer noodzakelijk. Er blijft dan meer tijd over om de patiënt te onderwijzen en te trainen in adequate zelfzorg (mondhygiëne).

Uit het eerder beschreven onderzoek bleek dat er geen verschil is in effectiviteit van plaqueverwijdering tussen mechanische- en handinstrumenten. Men is het er echter ook over eens dat met geen van beide instrumentatiemethoden volledige verwijdering van microbiële plaque en tandsteen wordt bereikt. Om de resterende hoeveelheid plaque en tandsteen te evalueren werden elementen geëxtraheerd en werd het worteloppervlak vervolgens gekleurd. Vaak bleek dat 10% tot 30% van het geïnstrumenteerde oppervlak nog bedekt was met plaque. Deze plaque werd vooral in het apicale gedeelte van de pocket aangetroffen. Als de pocket dieper is, neemt ook het plaque verwijderend vermogen van beide instrumenten af. Ultrasoon had als voordeel dat het verwijderen van plaque sneller gaat dan met handinstrumenten. Een tijdwinst van 20% tot 50% is gerapporteerd.

2.4 Het effect op de samenstelling van de microflora

Als de ernst van de parodontale ontsteking toeneemt, treedt er een verschuiving op in de samenstelling van de subgingivale microflora. De flora die in een gezonde situatie overwegend grampositieve facultatief anaerobe micro-organismen bevat, verandert in een flora met overwegend gramnegatieve anaerobe micro-organismen.

Verstoring en reductie van de supra- en subgingivale microflora is zoals bekend een belangrijke voorwaarde tot het verkrijgen van een succesvol behandelresultaat. Professionele supra- en subgingivale gebitsreiniging leidt tot een significante afname in de gramnegatieve bacteriën, beweeglijke bacteriën en spirocheten en een toename van het aantal grampositieve kokken. Daarnaast treedt er na behandeling een afname op van het totaal aantal kolonievormende bacteriën.

Door het cavitatie-effect komen plaatselijk zeer grote krachten vrij, die een erosief en plaque verwijderend vermogen hebben. Door de implosie wordt plaatselijk veel energie vrijgemaakt met als gevolg lokaal een hoge temperatuur en druk (figuur 1.12). Door temperatuur toename en door de drukgolf kan de bacteriële celwand verbreken. Men heeft onderzocht of een dergelijk antibacteriële uitwerking ook is te meten. Daartoe werd het effect op de samenstelling van de subgingivale microflora door een behandeling met mechanische scalers of handinstrumenten vergeleken. Hieruit kwam naar voren dat de reductie en verandering van de subgingivale microflora bij beide technieken geen noemenswaardig verschil vertoonde.

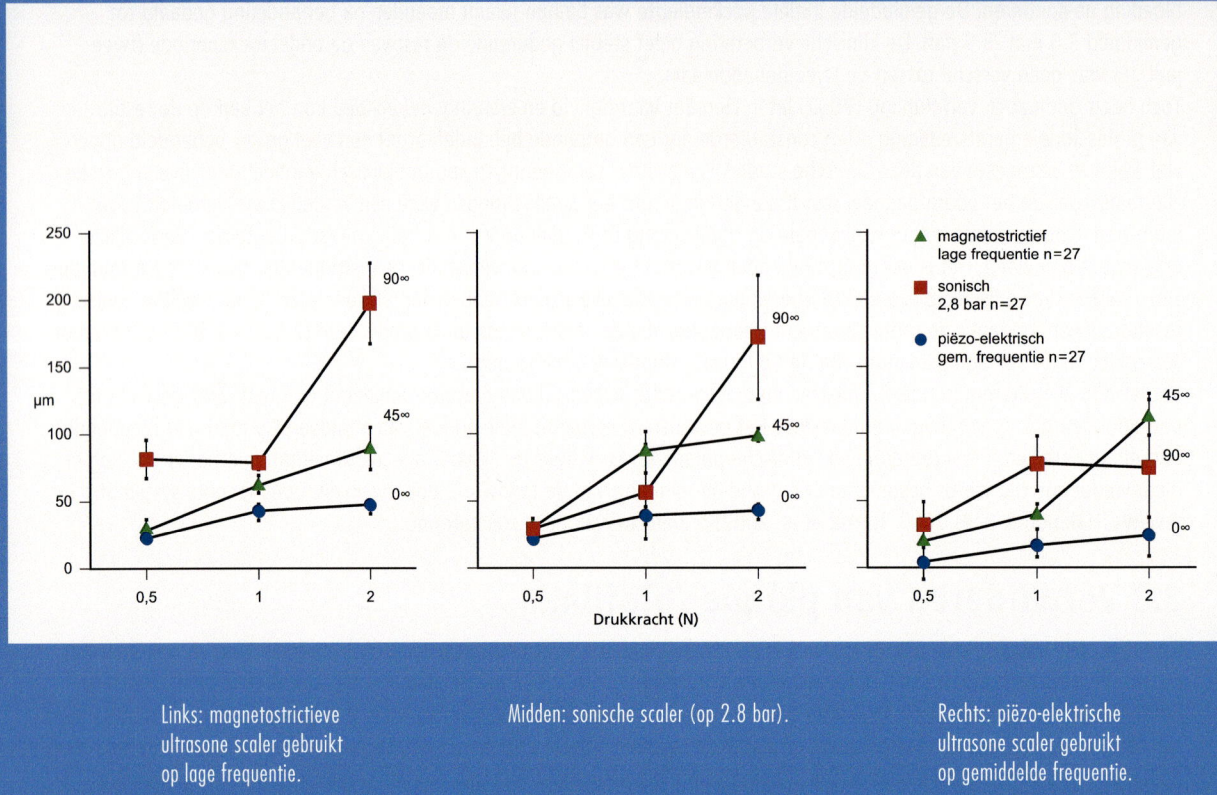

Links: magnetostrictieve ultrasone scaler gebruikt op lage frequentie.

Midden: sonische scaler (op 2.8 bar).

Rechts: piëzo-elektrische ultrasone scaler gebruikt op gemiddelde frequentie.

figuur 2.1
De hoek van de tip ten opzichte van het tandoppervlak en de druk van de tip (Newton) op het oppervlak in relatie tot de diepte van het defect na instrumentatie.

2.5 Verwijderen van tandsteen

Tandsteen is een ruwe, poreuze substantie die vastzit aan het worteloppervlak waardoor plaqueretentie wordt bevorderd. Professionele gebitsreiniging heeft een zo effectief mogelijke plaque- en tandsteenverwijdering als doel. Daarbij moet ervoor gezorgd worden dat er zo gering mogelijke schade wordt toegebracht aan het tandoppervlak.
Complete tandsteenverwijdering vereist een uitgebreide instrumentatie maar kan ook resulteren in een significante hoeveelheid schade aan het glazuur, dentine en/of wortelcement. Hierdoor kan de gevoeligheid van het gebitselement toenemen met in het meest ernstige geval het optreden van pulpitis. Onderzoek laat zien dat wanneer het aantal licht overlappende bewegingen met de mechanische scaler tot het noodzakelijke minimum wordt beperkt, uitgebreide iatrogene beschadiging van het worteloppervlak tijdens professionele gebitsreiniging voorkomen kan worden (figuur 2.1). Wel neemt het tandweefselverlies exponentieel toe als de 'power' wordt verhoogd van gemiddeld naar hoog (figuur 2.2). Gebruik de ultrasone scaler daarom bij voorkeur niet op de hoogste 'power' stand. De tip moet met lichte druk tegen het oppervlak worden aangebracht (figuur 2.1).
Vervolgens worden heen- en weergaande 'vegende' bewegingen gemaakt, zodanig dat het patroon van vibratie parallel is aan het tand-worteloppervlak. Gebruik de tip met een hoek tussen de 0 en 15 graden ten opzichte van het worteloppervlak. Dat maakt het voor de behandelaar mogelijk om volledige verwijdering van tandsteen te verkrijgen zonder daarbij een overmatige beschadiging van tand- worteloppervlak te veroorzaken (figuur 2.1).

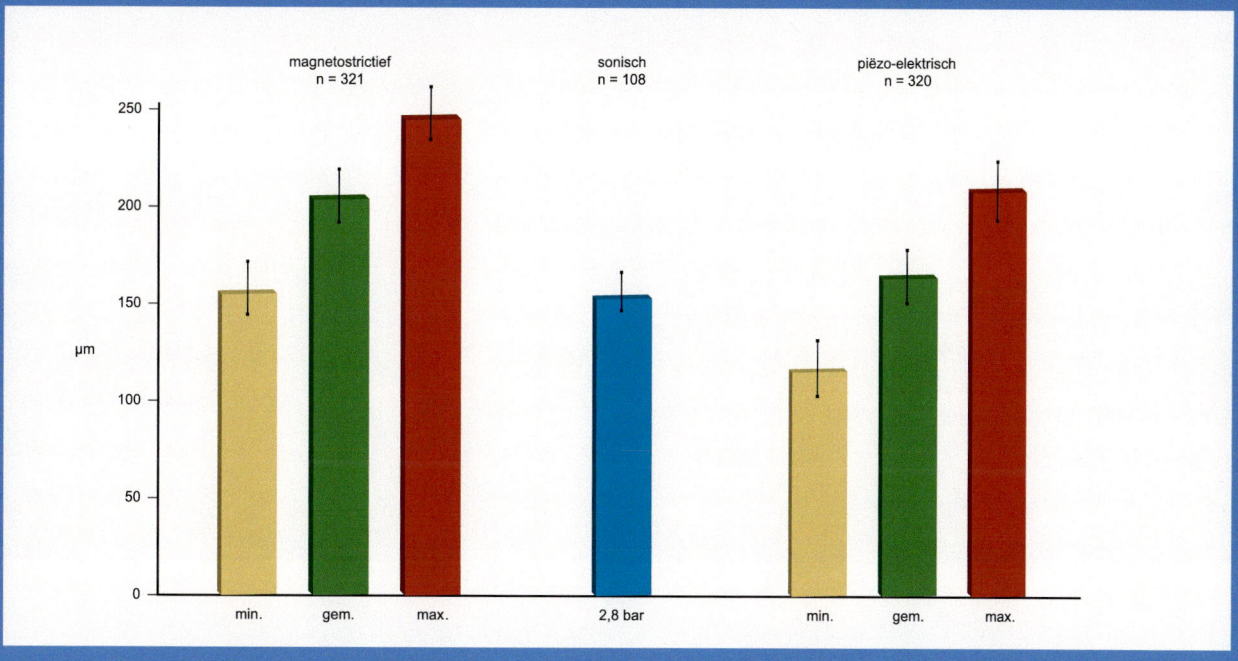

figuur 2.2
Cumulatief verlies van tandweefsel met mechanische scalers afhankelijk van het ingestelde vermogen (power-instelling) Naar: Petersilka & Flemmig 1999, 233-244.

2.6 Verwijderen van endotoxinen en wortelcement

Scalen en planen hebben als doel het cement of dentine oppervlak dat ruw is, geïmpregneerd is met tandsteen en gecontamineerd is door toxines of micro-organismen te verwijderen (definitie: American Academy of Periodontology). Het succes van professionele gebitsreiniging wordt volgens sommige onderzoekers gezocht in het al dan niet achterlaten van endotoxinen op het worteloppervlak. Endotoxinen zijn celwandbestanddelen en toxische (afval)producten van bacteriën. Men treft endotoxinen aan op het wortelcement/-dentine, het speeksel en de creviculaire vloeistof. Er worden significant hogere concentraties endotoxinen aangetroffen in het worteloppervlak van parodontaal aangetaste elementen. Naarmate de klinische symptomen van de parodontale ontsteking ernstiger worden, blijkt eveneens de hoeveelheid endotoxinen in de creviculaire vloeistof toe te nemen. De endotoxinen zijn cytotoxisch en kunnen het immuunapparaat van de gastheer beïnvloeden. Men stelt dat voor het welslagen van een behandeling het gecontamineerde dentine en 'verweekte' cement verwijderd moet worden.

Tot voor kort dacht men dat endotoxinen stevig gebonden en ingebed waren in het wortelcement/dentine. Om deze endotoxinen te verwijderen zou het planen van het worteloppervlak, een intensieve verwijdering van wortelcement, noodzakelijk zijn. Recent onderzoek laat zien dat zowel na het gebruik van handinstrumenten als na het gebruik van mechanische scalers het endotoxinen-gehalte daalt naar een niveau dat men normaal, bij gezonde elementen, aantreft. Waarschijnlijk zijn endotoxinen veel oppervlakkiger verbonden aan het worteldentine en cement dan men in eerste instantie dacht. Daardoor zijn deze bacteriële producten eenvoudig te verwijderen door (spoelen, poetsen, lichtjes scalen of polijsten van het worteloppervlak. Voor een goede parodontale genezing hoeft opzettelijke verwijdering van wortelcement dus niet langer een doel op zich te zijn (Smart et al. 1990).

2.7 Bereik je de bodem van de pocket?

Adequate reiniging van een verdiepte ontstoken pocket is moeilijk en wordt lastiger naarmate de pocket dieper is. Wanneer de pockets dieper zijn dan 4 mm blijkt complete verwijdering van subgingivale plaque en tandsteen met handinstrumenten niet haalbaar (Rateitschak-Pluss et al. 1992). Onderzoek van Dragoo (1992) met een door hem gemodificeerde (dunne) ultrasone tip heeft laten zien dat de bodem van de pocket beter werd bereikt met deze slanke ultrasone tip. Wat overigens ook bleek was dat de behandelaar met geen van de geteste instrumenten in staat was op de bodem van diepe pockets (6 - 8 mm) het tandworteloppervlak volledig van plaque en tandsteen te ontdoen.

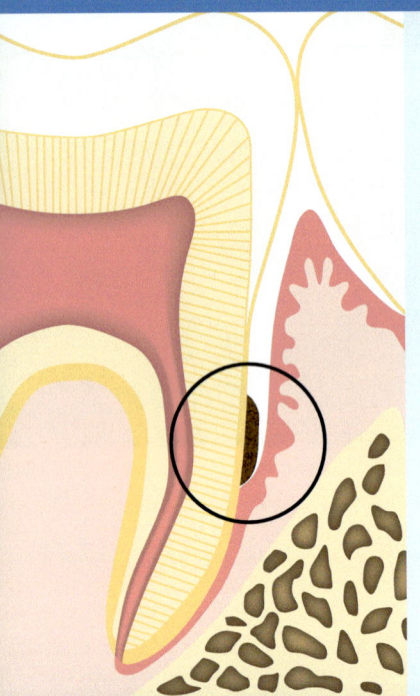

Figuur 2.3 toont een 'artist impression' waarin wordt uitgebeeld waarom de ultrasone tip het waarschijnlijk beter doet in de buurt van de bodem van de pocket. Om het tandsteen dat zich op het worteloppervlak bevindt te verwijderen, moet een curette tot onder de tandsteenafzetting worden gebracht om dit vervolgens met een actieve haal te verwijderen. Dicht bij de bodem van de pocket ondervindt de curette vaak weerstand van het bindweefsel en het alveolaire bot. Dan is het ultrasoon instrumenteren in het voordeel omdat het tandsteen ook vanaf coronaal benaderd en verwijderd kan worden. Omdat de tip continue aan het trillen is, kan elke beweging, ook die van bovenaf komend, als een actieve haal worden gezien.

figuur 2.3 Voor het verwijderen van een tandsteenafzetting op het worteloppervlak moet de curette tot onder deze structuur gebracht worden om het te kunnen verwijderen. Met een ultrasone tip is elke beweging, ook vanaf boven, een actieve beweging.

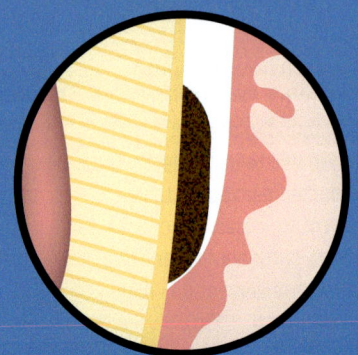 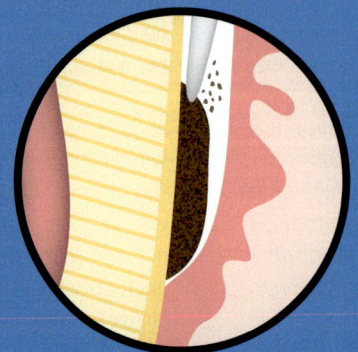 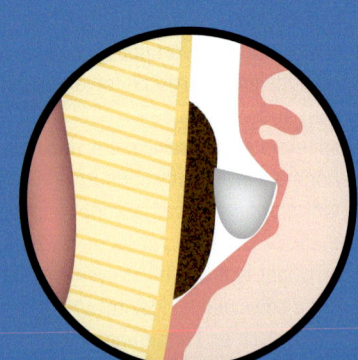

2.8 Toegang tot furcaties

Handinstrumenten zijn onvoldoende in staat om de aangehechte plaque en tandsteen uit furcatie gebieden te verwijderen. Uit onderzoek blijkt dat dit zowel geldt voor situaties waar zonder. direct zicht, als voor situaties waar met direct zicht (tijdens flapoperatie) de furcaties worden geïnstrumenteerd. Als de furcaties licht toegankelijk zijn (Klasse I) dan blijken handinstrumenten en mechanische scalers even effectief te zijn. Ultrasone tips blijken het duidelijk beter te doen bij furcaties die verder toegankelijk zijn (Klasse II & III). Als ultrasone apparatuur goed wordt gebruikt, kan het mechanisch reinigen als een goede vervanging voor handinstrumenten worden gezien en is deze techniek in furcatie gebieden volgens Leon & Vogel (1987) de eerste keus. De meeste furcatie-ingangen zijn namelijk veel smaller dan de gemiddelde breedte van een curettewerkblad.

Bijvoorbeeld, de toegang tot de vestibulaire furcatie ter plaatse van de eerste en tweede bovenmolaar ligt gemiddeld tussen de 0.63 en 1.04 mm. In ondermolaren is dit 0.71 tot 0.88 mm. De breedte van een nieuwe Gracey-curette ligt tussen de 0.76 en 1.00 mm (figuur 2.4). Zeker bij tweede molaren zal het daarom vaak onmogelijk zijn om een curette in het furcatiegebied te krijgen, daar moeten de slanke tips van ultrasone apparatuur met een diameter van 0.55 mm het instrumenteren van furcaties vergemakkelijken.

Ook zijn er tips die in vorm overeenkomen met een furcatiesonde wat de toegankelijkheid tot furcaties nog eenvoudiger maakt (figuur 2.5). De firma EMS heeft eveneens tips die zoals een furcatie-sonde gebogen zijn met aan het einde een bolletje van 0.8mm (figuur 2.6). De rationale is dat dit bolletje meer oppervlak geeft aan de punt waardoor het zeer geschikt is om furcaties en concaviteiten te reinigen.

Schroer et al. (1991) beschreef dat toegankelijke furcaties die werden behandeld met (chirurgische) open curettage gemiddeld 0.46 mm klinische aanhechting verloren terwijl in de controle sites, die werden behandeld met conventionele, gesloten subgingivale reiniging, een klinische aanhechtingswinst van ongeveer 0.5 mm werd gerealiseerd.

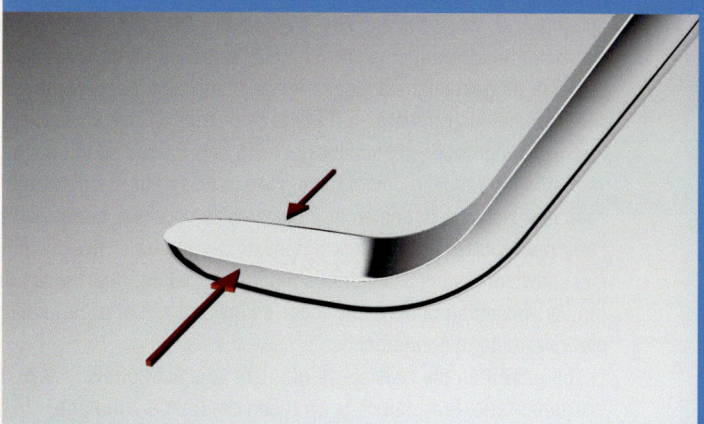

figuur 2.4 Het gedeelte van het curette blad dat werd gemeten.

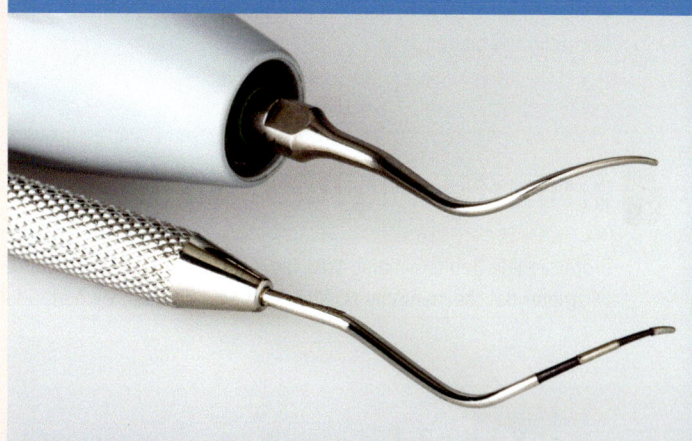

figuur 2.5 Ultrasone tips die de vorm hebben van een furcatie-sonde maken de toegankelijkheid tot het furcatie-gebied eenvoudiger.

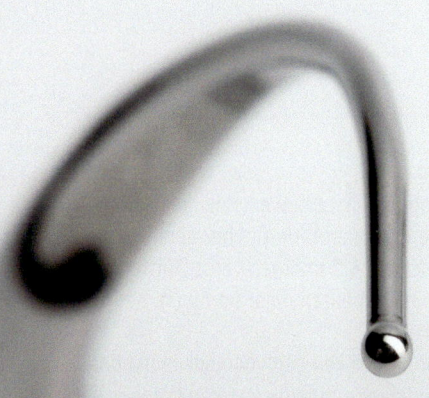

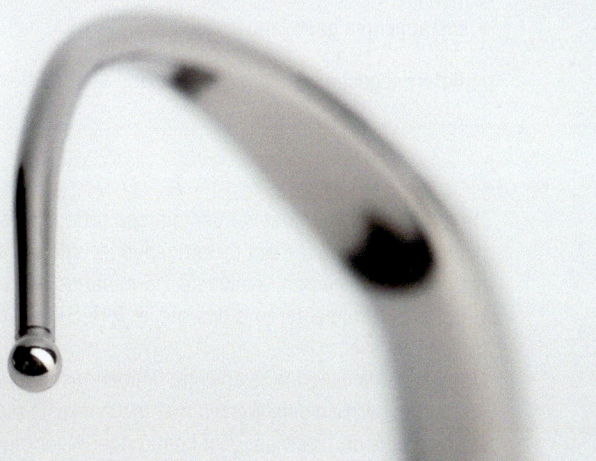

figuur 2.6 Ultrasone tips (EMS: PL4, PL5) die de vorm hebben van een furcatie-sonde met aan het einde een bolletje met een diameter van 0.8mm. Dit heeft als doel het oppervlak ter plaatse van het puntje van de tip te vergroten.

2.9 Patiënt

Er zitten veel voordelen aan het gebruik van ultrasone apparatuur bij de subgingivale gebitsreiniging, zowel voor de behandelaar als de patiënt. Het is algemeen aanvaard dat veel patiënten ultrasone instrumenten prefereren boven handinstrumenten. De patiënt kan zich beter ontspannen door het ontbreken van duwen, trekken en schrapende geluiden. Veel van de gevoeligheid tijdens behandeling wordt veroorzaakt door het indrukken van ontstoken gingivaweefsel door subgingivaal instrumenteren. Tijdens de nazorg, als de ontsteking van de gingiva is afgenomen, blijkt meestal de subgingivale instrumentatie veel minder gevoelig dan tijdens de initiële gebitsreiniging. Instrumentatie met slanke ultrasone tips is vaak minder gevoelig omdat deze goed in de smalle subgingivale ruimte passen en er weinig druk wordt gebruikt. Onderzoek laat zien dat patiënten in de nazorg de voorkeur geven aan ultrasoon (Croft et al. 2003).

Patiëntacceptatie is belangrijk tijdens de parodontale therapie omdat het de compliance beïnvloedt. Met betrekking tot mechanische scalers zijn tipbeweging, type koeling, grootte van de tip en handmatig versus automatisch geregelde 'power'-instelling onderzocht, maar de invloed van al deze factoren op het comfort of de compliance van de patiënt is nog niet overtuigend aangetoond.

Er zijn patiënten die zelfs als de grootste voorzichtigheid in acht wordt genomen, klagen over pijn tijdens de ultrasone instrumentatie. Er is dan niets op tegen om handinstrumenten in plaats van ultrasoon te gebruiken. De pijn kan zijn oorsprong vinden in de parodontale weefsels of in het tandoppervlak. De ervaring leert dat sommige mensen die last hebben van pijnlijke tandhalzen, steeds gevoeliger kunnen gaan reageren na het gebruik van ultrasone instrumenten. In eerste instantie kan dan overwogen worden om producten tegen gevoelige tandhalzen aan te bevelen of vooraf te polijsten met een pasta speciaal voor dentine overgevoeligheid. Mocht dit alles niet baten dan kunnen hopelijk handinstrumenten nog een uitkomst bieden.

2.10 Effectiviteit

Professionele gebitsreiniging kost tijd, zowel met handinstrumenten als met mechanische scalers. Er zijn duidelijke aanwijzingen dat mechanische scalers de effectiviteit van de behandelaar verhogen (kader 2.1).

Kader 2.1 Efficiëntie van ultrasone appartuur:

- Minder handinstrumenten nodig
- Instrumenten hoeven niet geslepen te worden
- Minder tijd nodig voor de subgingivale gebitsreiniging
- Eenvoudiger om 'zwaar' tandsteen en aanslag te verwijderen
- Minder vaak anesthesie nodig
- Instrumenten gaan langer mee
- Betere ergonomie, minder vermoeiend voor de behandelaar

De tijd die besteed moet worden om een grondige reiniging van het tandoppervlak te bewerkstelligen is beduidend minder. Uit een recent gepubliceerde meta-analyse blijkt dat de instrumentatie-tijd per gebitselement met handinstrumenten gemiddeld 7.5 minuten kost en met mechanische scalers 4.7 minuten vergt (Tunkel 2002). Ultrasoon instrumenteren is dus sneller (effectiever) dan werken met handinstrumenten maar let op (!), het gaat alsnog niet snel.

Operateurs die langdurige ervaring hebben met beide instrumentatiemethoden blijken een voorkeur te hebben voor ultrasoon reinigen. Werken met mechanische scalers is voor de behandelaar minder vermoeiend omdat slechts lichte druk nodig is. Dat komt onder meer omdat er minder vlug kramp optreedt in vingers, arm en schouder. Ook de duur van het leerproces om effectief met mechanische scalers te werken blijkt korter. Er is dus minder ervaring nodig om handig en effectief te worden.

2.9 2.10

EFFECTEN VAN MECHANISCHE SCALERS OP DE TAND EN OMRINGENDE WEEFSELS

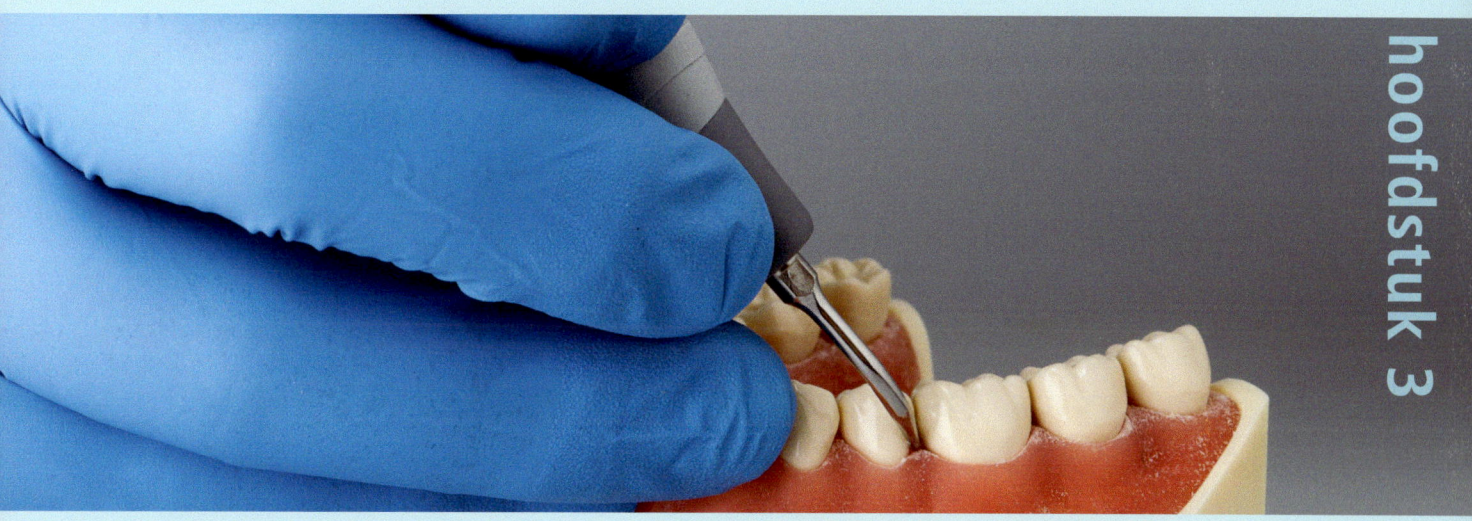

hoofdstuk 3

3.1   Inleiding
3.2   Effect op glazuur
3.3   Verandering van het worteloppervlak
3.4   Effect op de pulpa
3.5   Effect op de parodontale weefsels
3.6   Effect op restauratieve materialen
3.7   Incidentie van een bacteriëmie
3.8   Effect op de handen van de behandelaar
3.9   Effect op het gehoororgaan van de behandelaar/patiënt
3.10 Contra-indicaties

3.1 Inleiding

Met behulp van lichtmicroscopie, profilometrie en scanningelektronenmicroscopie is aangetoond dat ultrasone scalers de potentie hebben het glazuur- en worteloppervlak licht te beschadigen. De schadelijke werking is meestal beperkt en afhankelijk van factoren zoals de druk van de tip, de behandeltijd, de vorm van de tip (scherpte, lengte en dikte) en de powersetting van de apparatuur.
Ten opzichte van curettes is het werkvlak van ultrasone tips stomp en afgerond omdat het reinigend effect voornamelijk voortkomt uit de snelle vegende beweging van de trillende tip.

Beschadigingen van de tandweefsels zijn minimaal wanneer de tip met lichte druk wordt gebruikt en er met een gemiddelde powersetting en voldoende waterkoeling wordt gewerkt.
Onderzoek uit de jaren zestig maakte gebruik van een profilometer als meetinstrument om de ruwheid van het geïnstrumenteerde oppervlak te bepalen. Deze metingen geven weliswaar een 'maat' aan de onregelmatigheden, maar zijn niet in staat om de 'aard' ervan vast te stellen. Scanningelektronenmicroscopie (SEM) kan door zijn groot scheidend vermogen aantonen of onregelmatigheden een natuurlijke anatomische oorsprong hebben of het gevolg zijn van tandsteenafzettingen of iatrogene beschadigingen.

3.2 Effect op het glazuur

Op het gezonde glazuur veroorzaakt ultrasone apparatuur een afname in hardheid. Bij sterke uitvergroting is er na instrumentatie een microscopisch fijn gestippeld patroon zichtbaar.
Klinisch gezien heeft dat nauwelijks consequenties.
Het meest gevoelig voor beschadiging is het gebied bij de glazuur-cement grens.
Daarentegen is het effect op gedemineraliseerd glazuur desastreus. Het ontkalkte glazuur wordt door de scalertip zo snel weggeslepen dat in mum van tijd macroscopische caviteiten worden gecreëerd. Hierdoor is het natuurlijke herstel (remineralisatie) van deze gedemineraliseerde oppervlakken niet meer mogelijk.

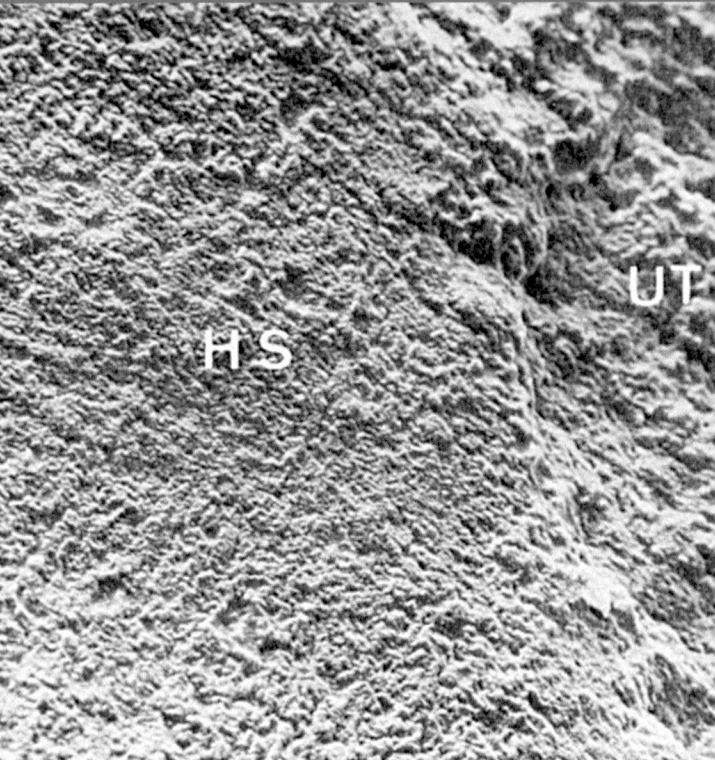

figuur 3.1a SEM foto (270x) van een worteloppervlak dat is geïnstumenteerd met Gracey curette. Vergelijk het niet aangeraakte oppervlak (UT) met het behandelde oppervlak (HS). Het blijkt dat het natuurlijk golvend karakter van het wortel oppervlak is verwijderd. Dit noemt men ook wel 'rootplanen'.
Uit: Pameijer et al, Journal of Periodontology, 1972, 628-633
Reproduced with permission from the American Academy of Periodontology who owns the copyright.

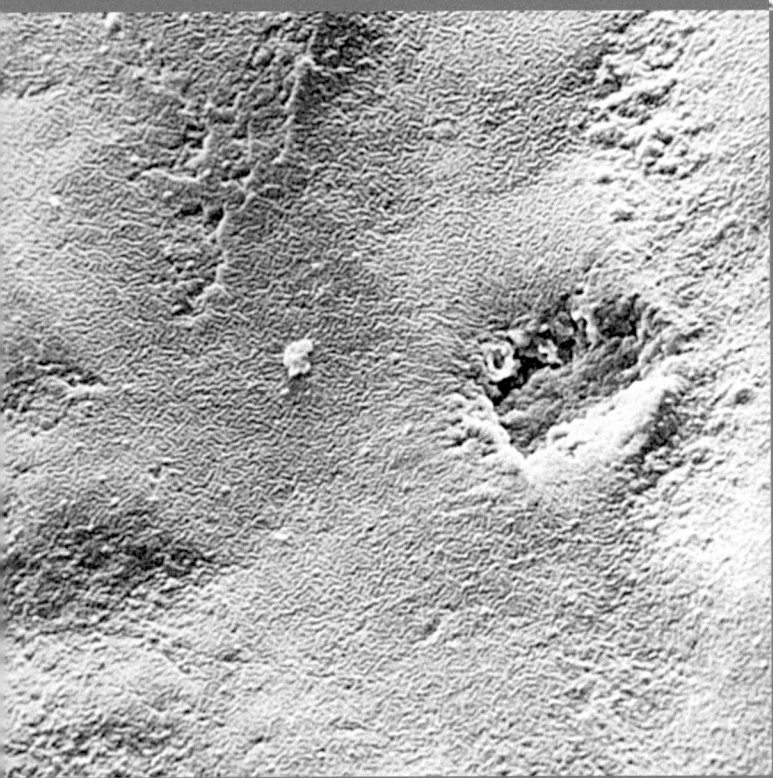

figuur 3.1b SEM foto (260x) van een worteloppervlak dat is geïnstrumenteerd met een ultrasone scaler. Het golvende worteloppervlak lijkt enigszins gebruneerd.
Uit: Pameijer et al, Journal of Periodontolgy, 1972, 628-633
Reproduced with permission from the American Academy of Periodontology who owns the copyright.

3.3 Veranderingen van het worteloppervlak

Als er één onderwerp is waar veel onderzoek naar is verricht dan is het wel hoe het worteloppervlak er na professionele gebitsreiniging met handinstrumenten en met mechanische scalers uitziet. De uitkomsten zijn niet eenduidig. Verscheidene studies melden dat curettes het worteloppervlak gladder maken dan ultrasone instrumenten. SEM heeft laten zien dat een oppervlak dat met handinstrumenten is behandeld een regelmatig gestreept patroon laat zien.
Ander onderzoek meldt juist dat ultrasone instrumenten het natuurlijke, golvende karakter van het worteloppervlak in takt houden, waardoor minder tandweefsel wordt verwijderd (bijv. Pameijer, 1989, zie **figuur 3.1a + b**). Ultrasone apparatuur neemt minder cement weg en legt het dentine slechts als geïsoleerde eilandjes bloot. Uit vergelijkend onderzoek tussen de profilometer- en SEM-beelden komt naar voren dat wat door de profilometer na instrumentatie als onregelmatigheid werd aangeduid, vaak tandsteen resten zijn. Vergelijkend onderzoek tussen sonische en ultrasone scalers, laat zien dat het worteloppervlak vergelijkbaar of minder glad is wanneer met sonische instrumenten wordt gewerkt. Er zijn beperkte gegevens bekend waaruit blijkt dat er gladdere worteloppervlakken worden bereikt wanneer handinstrumenten en ultrasone scalers gecombineerd worden gebruikt in vergelijking met het gebruik van ieder van deze instrumenten afzonderlijk. Recent 'in vitro' onderzoek van Solís Moreno et al. (2013) met een confocal microscopy laat zien dat ten op zichte van handinstrumentatie de piëzo-elektrische scaler het gladste oppervlak achterlaat.

De variabele die het grootste effect heeft op het oppervlak, is de powerinstelling (amplitude) van de ultrasoon unit. Daarnaast spelen de toegepaste druk en lengte, dikte en scherpte van de tip een rol (de voorkeur heeft afgerond, stomp).

Maar het is überhaupt de vraag of ter verkrijging van een succesvol behandelresultaat, het wel nodig is om worteloppervlakken helemaal glad te maken. Hoe belangrijk een glad oppervlak is, is nog steeds onduidelijk. Het is nooit aangetoond dat een glad tandoppervlak ook helemaal schoon is. In de meeste onderzoeken worden geen klinische significante verschillen gevonden in wondgenezing na hand- of mechanische instrumentatie.
Waerhaug liet al in 1956 zien dat aanhechtingsepitheel zich goed adapteerde aan een onregelmatig worteloppervlak. Biologisch gezien speelt de ruwheid van het oppervlak geen rol bij de irritatie van de omliggende weefsels. Zelfs is aangetoond dat aanhechtingsepitheel op achtergebleven tandsteen kan aanhechten (Listgarten & Ellegaard 1973). Een ruw oppervlak bevordert wel de retentie van microbiële plaque. Hoewel er geen harde bewijzen zijn dat een oppervlak helemaal glad moet zijn, is op dit moment het instrumenteren totdat het oppervlak glad aanvoelt, de beste klinische indicatie dat het oppervlak zo schoon mogelijk is en de genezing bevordert.
Oppervlakteveranderingen blijken direct gerelateerd aan de hoeveelheid drukkracht die wordt gebruikt (figuur 2.1 en tabel 3.1).

Tabel 3.1 Verlies van tandweefsel als gevolg van instrumentatie met verschillende krachten

Behandeling met	Kracht (Newton)	Verlies van tandweefsel (per 12 strokes, μm)
Ultrasone scaler	13.8 ♦	11.6
	27.7	18.2
	55.3	85.9
Sonische scaler	6.9	71.5
	13.8 ♦	93.5
	27.7	51.1
Curette	34.6	60.2
	69.2 ♦	108.9
	138.3	264.4
Diamant boor	6.9	94.5
	13.8 ♦	118.7
	27.7	

♦ = Klinisch relevant

Naar: Ritz, L. Hefti, A. & Rateitchak, K. (1991) An in vitro investigation on the loss of root substance in scaling with various instruments. Journal of Clinical Periodontology 18, 643-647.

Ook nemen krassen, groeven en inkepingen exponentieel toe als de 'power' wordt opgedraaid van gemiddeld naar hoog (figuur 2.2). De kans op beschadiging van het worteloppervlak neemt ook toe naarmate het instrument langer in contact is met het worteloppervlak. Het totale aantal instrumentatiebewegingen en de instrumenthoek van de tip op de tand zijn hierbij van invloed (figuur 2.1). Bovendien speelt het ontwerp van de tip van het instrument (lengte en dikte) en de scherpte van het werkblad een rol. Het is door al deze factoren niet mogelijk om tot een eenduidige conclusie te komen over welke methode van instrumenteren met mechanische scalers moet worden geadviseerd om de minste kans op aantasting van het natuurlijke worteloppervlak te hebben.

Samenvattend, zowel hand- als mechanische instrumentatie laat onregelmatigheden op het worteloppervlak achter. Op grond van wat nu bekend is, mag voorzichtig worden geconcludeerd dat ultrasone scalers, gebruikt op gemiddelde frequentie minder schade aan het worteloppervlak aanbrengen dan handinstrumenten of sonische scalers. Er zijn verder aanwijzingen dat instrumenteren met een ultrasone scaler gevolgd door handinstrumenten het gladste oppervlak na behandeling achterlaat.

3.4 Effect op de Pulpa

Het thermische en mechanische effect van ultrasone apparatuur op de pulpa is vergelijkbaar met het gebruik van roterend instrumenten. Er zijn een drietal factoren die aanleiding kunnen geven tot een temperatuurverhoging van de tandweefsels:
- wrijving tussen scalertip en tandoppervlak;
- directe warmte applicatie door de tip en het koelwater;
- energie absorptie van ultrasone trillingen.

Gemeten vanuit de pulpa-holte, blijkt dat als er met een koelvloeistof toestroom van 20 ml/min normaal wordt geïnstrumenteerd, de temperatuur niet meer dan 8°C zal toenemen. Zonder koeling kan de temperatuur in de pulpakamer wel met 35°C stijgen. Vooral zenuwweefsel is vatbaar voor temperatuurverhogingen. Die verhoging kan een irreversibele pulpitis tot gevolg hebben.

Wanneer ultrasone energie door cellen wordt geabsorbeerd, wordt het cytoplasma en het celmembraan van deze cellen aangetast. Vooral jonge cellen zijn hiervoor gevoelig. Onderzoek laat zien dat er veranderingen kunnen optreden in het pulpaweefsel ter plaatse van de bloedvaten en in de odontoblastenlaag. De pulpa vertoonde een toename in het aantal bloed- en lymfevaten en vacuolisatie van cellen. Soms ontstond daarnaast oedeem. In de odontoblastenlaag constateerde men een vermindering in de hoogte van deze cellen en soms disorganisatie en vacuolisatie. Celnecrose werd nauwelijks waargenomen. Men trof in sommige gevallen onregelmatig gevormd tertiair dentine aan. De veranderingen bleken recht evenredig met de tijdsduur van de ultrasone behandeling en zijn bij correct gebruik volledig reversibel. Goede koeling is dus essentieel om de mogelijke schade op het pulpaweefsel te minimaliseren. Recent onderzoek (van der Velden et al. 2014) laat zien dat door gebruik van voldoende koelvloeistof op kamertemperatuur (±21°C) de temperatuur in de pulpa-holte zelfs licht zal dalen.

3.5 Effect op parodontale weefsels

Theoretisch zijn er in basis drie mogelijke effecten op het parodontale weefsel:
- thermisch (door de temperatuurverhoging);
- mechanisch (verstoren, verscheuren van celmembranen);
- chemisch (vrijlaten van ionen).

Er is weinig onderzoek gedaan naar de effecten van mechanische scalers op de parodontale weefsels. Het lijkt erop dat ultrasone gebitsreiniging geen schade aanricht aan de omliggende weefsels. Tot op heden zijn er bij subgingivale instrumentatie geen nadelige effecten gemeld als gevolg van energie absorptie van ultrasone trillingen op het parodontaal ligament, het alveolaire bot en het omliggende gingivaweefsel.

Ultrasone instrumentatie laat histologisch fragmentatie en verwijdering van pocket/sulcusepitheel zien. Op welke manier de vibrerende scaler het pocketepitheel precies verwijdert, is niet geheel duidelijk. Verder kan een geringe verwijdering van bindweefsel optreden en is lokale coagulatie in het epitheel en bindweefsel mogelijk. Deze histologische veranderingen zullen nagenoeg niet optreden als er geïnstrumenteerd wordt met de intentie om het worteloppervlak te ontdoen van plaque en tandsteen.

Er zijn aanwijzingen dat de re-epithelisatie van de pocket sneller verloopt na ultrasone instrumentatie dan met een behandeling met handinstrumenten. Dit snellere genezingsproces wordt toegeschreven aan de spray die ontstaat als gevolg van de koeling. Hierdoor zou een goede afvoer van bacteriën en afvalproducten van de omliggende parodontale weefsels en tandstructuren tot stand komen. Bovendien zorgt de waterspray voor een schoon oppervlak waardoor een goed overzicht op het werkterrein wordt verkregen. Aan het alveolaire bot, het parodontale ligament en het gingivale bindweefsel ontstaan voor zover bekend, geen abnormale veranderingen zodat een ultrasone scaler (bijv. met diamantcoating aan de tip) ook weefselveilig tijdens een flap-operatie gebruikt kan worden.

3.6 Effect op restauratieve materialen

Restauraties grenzend aan geïnstrumenteerde gebieden kunnen beschadigd worden (bijv. randfracturen, krassen of verlies van materiaal). Onderzoek heeft laten zien dat een oppervlakteruwheid boven de 0.2 µm een toename laat zien in plaque-accumulatie. Het gebruik van (ultra)sone instrumenten bij een medium powersetting zal leiden tot een verruwing van het oppervlak waarbij vooral glasionomeervullingen het meest gevoelig blijken. Het kan dus noodzakelijk zijn om na ultrasone instrumentatie de restauraties die in het geïnstrumenteerde gebied liggen te polijsten.

Volledig porseleinen restauraties zijn nogal gevoelig voor ultrasone trillingen wat kan leiden tot beschadigingen of fracturen. Bij composietrestauraties kan tijdens het instrumenteren ook een zwarte streep op het oppervlak ontstaan wat een teken is dat de tip metaal achterlaat op het composietoppervlak. Hierdoor slijt de tip onnodig.

Het effect op amalgaamoppervlakken is minder evident. Een aantal studies meldt veranderingen in de integriteit van het restauratieoppervlak. Vooral de restauratierand lijkt gevoelig voor beschadigingen (figuur 3.2a en 3.2b).

Anderen vinden weinig of geen veranderingen. Aan de andere kant blijkt dat mechanische scalers soms zelfs nuttig kunnen zijn voor het verwijderen van overhangende amalgaamvullingen. Normale ultrasone instrumentatie zal geen nadelige effecten hebben op een gegoten restauratie die een goede pasvorm heeft en goed gecementeerd is.

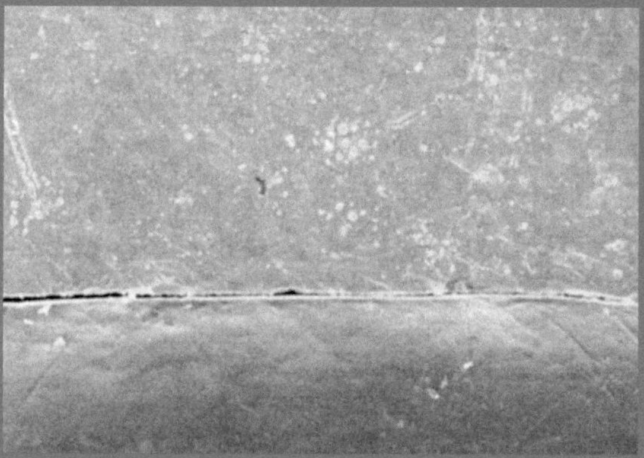

3.7 Incidentie van een bacteriëmie

De mondholte en verdiepte pockets bevatten tal van bacteriën. De tandvleespocket bevat grote hoeveelheden micro-organismen in biofilm- en tandsteenafzettingen. Het pocketepitheel is niet gekeratiniseerd. Omdat de weefsels dicht tegen afzettingen aanliggen worden deze beschermd en gevoed. Een porte d'entrée in het (pocket)epitheel maakt het mogelijk dat bacteriën tijdens een invasieve tandheelkundige behandeling in de bloedbaan komen. Er bestaat een positieve correlatie met de ernst van de parodontale aandoening en de incidentie van bacteriëmieën. Het subgingivale gebied is waarschijnlijk het meest belangrijk met oog op een oralefocale infectie. Een bacteriëmie kan de oorzaak zijn van een subacute bacteriële endocarditis bij reumapatiënten en patiënten met endocardiale afwijkingen of cardiovasculaire prothesen. Ook na het tandenpoetsen en het gebruik van tandenstokers wordt wel eens een bacteriëmie geconstateerd.

Er is gespeculeerd over de mogelijkheid dat ultrasoon minder snel een bacteriëmie tot gevolg zou hebben dan handinstrumenten door:
- het verschil in weefsel beschadiging;
- het schoon-/doorspoelen met de koelvloeistof;
- mogelijk bactericide effect van de ultrasone energie in het werkgebied van de tip.

In het verleden is gekeken naar mogelijke verschillen in het optreden van een bacteriëmie na instrumentatie met hand- en ultrasone instrumenten. In totaal werden 48 behandelingen uitgevoerd waarvan 24 met de hand en 24 met ultrasoon (Bandt, 1964). Na subgingivale instrumentatie trad met beide instrumenten in ongeveer 75% van de gevallen een bacteriëmie op. Tussen beide instrumentatiemethoden werd geen verschil gevonden in het aantal gevallen waarin een bacteriëmie werd geïnduceerd. Wat wel opviel is dat een bacteriëmie veelvuldig voorkomt na een subgingivale instrumentatie. Bij risicopatiënten hoort hier dan ook rekening mee te worden gehouden en moet er volgens de richtlijn 'preventie bacteriële endocarditis' van de Nederlandse Hartstichting onder een antibioticum profylaxe worden gewerkt.

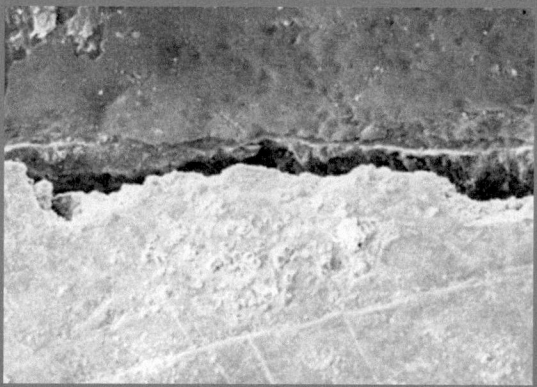

figuur 3.2a SEM foto (500x) toont voor behandeling een mooie overgang tussen glazuur en amalgaam. Het glazuur bevindt zich aan de onderzijde en het gepolijste amalgaam aan de bovenzijde.
Uit: Sivers & Johnson, General Dentistry, 1989, 130-132.
Reproduced with permission from the Academy of General Dentistry who owns the copyright.

figuur 3.2b Deze SEM foto (500x) laat na behandeling met een Cavitron scaler, een ruw oppervlak zien met beschadigingen aan de randen van de amalgaamrestauratie en de tand.
Uit: Sivers & Johnson, General Dentistry, 1989, 130-132.
Reproduced with permission from the Academy of General Dentistry who owns the copyright.

3.8 Effect op de handen van de behandelaar

Al enige tijd wordt onderkend, dat de trillingen die grote pneumatische boren produceren, 'witte vingers' bij de gebruiker kunnen veroorzaken. De vibraties veroorzaken waarschijnlijk een kleine maar herhaalde beschadiging van kleine bloedvaatjes en zenuwen in de vingers. In de loop der tijd kunnen ze hierdoor wat functionaliteit verliezen die de symptomen veroorzaken. De amplitude (zie figuur 1.4) van de trillingen die pneumatische drilboren produceren is breed. De trillingsamplitude van de tandheelkundige mechanische scalers is veel smaller. Toch bezitten instrumenten in theorie voldoende trillingskracht om ditzelfde fenomeen te veroorzaken. Onderzoek heeft tot op heden echter geen aanwijzingen opgeleverd waarin wordt bevestigd dat het gebruik van mechanische scalers inderdaad het fenomeen 'witte vingers' bij de tandheelkundige behandelaar veroorzaakt. Voordeel is wel dat men met ultrasoon minder verkrampte handen heeft dan met handinstrumenten.

3.9 Effect op het gehoororgaan van de behandelaar/patiënt

Geluid wordt fysisch gekenmerkt door sterkte en toonhoogte. De sterkte van het geluid wordt uitgedrukt in decibel (dB). Omdat de luchttrillingen bij harde geluiden vele miljoenen malen heviger zijn dan bij zachte, is de decibel een logaritmische verhoudingswaarde in plaats van een rechtlijnige maat. Daarbij betekent 0 dB een verhouding 1, dus gelijkheid. Elke verhoging met 10 decibel betekent een vergroting in vermogen of energie met een factor 10. De A-gewogen decibelwaarde dB(A) is de meest gangbare eenheid voor geluidbelasting. De A-weging houdt rekening met de gevoeligheid van het menselijk oor voor de toonhoogte van het geluid. Deze is namelijk voor de verschillende frequenties van het geluid niet gelijk. Omdat de decibel een logaritmische eenheid is, mogen we deze niet zomaar optellen en aftrekken. Twee even sterke geluidbronnen veroorzaken samen slechts 3 dB(A) meer dan één afzonderlijk.

Omgevings geluiden kunnen het gehoor aantasten. Voor de schadelijkheid van een geluid is niet alleen de toonhoogte (frequentie) van belang maar vooral de geluidssterkte (decibel=dB). Een dagelijkse geluidsbelasting van boven de 85dB(A) kan leiden tot een permanente gehoorbeschading. Tegenwoordig is het geluidsniveau dat wordt gegenereerd door de afzuigers, turbines, micro-motoren en ultrasone scalers over het algemeen beneden de 85dB(A).
Het is nog onduidelijk of het aantal decibel dat een (ultra)sone tip bij normaal gebruik produceert op basis van een aantal gefundeerde onderzoeken beneden deze grens ligt. Een onderzoek van Setcos & Mahyuddin (1998) heeft als hoogste geluidsniveau 95dB gemeten. Dit ging dan om kortstondige periodes vooral als de behandelaar met de ultrasone tip om het element heen bewoog. De meeste tijd lag het geluidsniveau beneden de 80dB. Daarmee lijkt het dan ook niet aannemelijk dat de tandheelkundige staf een gehoorbeschadiging zal oplopen. Een tijdelijke, reversibele beschadiging van het gehoor van de behandelaar door luchtgeleiding van de trillingen is wel vastgesteld na het gebruik van ultrasoon.
Op basis van een pilot study concludeert Wilson et al. 2002 dat de ultrasone scaler geen negatieve invloed had op het gehoor van mondhygiënisten in frequentiegebieden van 500, 1000, 2000, 4000, 6000, en 8000 Hz, maar geassocieerd kan zijn met een gehoorbeperking in het gebied van 3000 Hz. Recent onderzoek van Messano & Petti 2012 laat wel zien dat tandartsen die meer dan tien jaar in een lawaaiige omgeving hebben gewerkt een gehoorbeperking kunnen oplopen. De bijdrage van veelvuldig gebruik van ultrasone apparatuur was geassocieerd met een odds ratio van 3.6 (1.1–12.2).

Een mechanische scaler vormt in potentie een gevaar voor het gehoororgaan van de behandelaar en patiënt. Het gebruik van mechanische scalers gaat vaak gepaard met een heftig, door sommigen als irritant ervaren, geluid. Wat betreft de 'ultrasone' scalers zou men dit in eerste instantie niet verwachten omdat de trilling zich per definitie boven de gehoorgrens bevindt. Maar let op, de ultrasone tip zelf maakt geen geluid. Soms is een licht geluid hoorbaar als de koeling wordt aangezet.
Het echte geluid ontstaat als de tip in contact wordt gebracht met een oppervlak en er sprake is van een afgeleide van de initiële 'ultrasone' trilling. Hoe groter de amplitude hoe intenser het geluid zal zijn. Het geluid dat een piëzo-elektrisch instrument produceert is minder dan dat van een magnetostrictief instrument. Het geluid is voor de patiënt luider dan voor de behandelaar.

Bij de patiënt zou een beschadiging kunnen optreden door transmissie van het ultrageluid op de gebitselementen via het (alveolaire) bot naar het binnenoor. Tinnitus (oorsuizen), een vroeg symptoom van gehoorbeschading, is beschreven na het gebruik van ultrasone scalers. Dit lijkt voornamelijk te kunnen ontstaan tijdens het behandelen van de molaren. Het geluid wordt door sommige patiënten als oncomfortabel ervaren.

De behandelaar zal merken dat door gewenning de hersenen als het ware het geluid uitschakelen. Zoals het bijvoorbeeld ook het geval is bij mensen die naast een spoortraject wonen en die op een bepaald moment de trein niet meer voorbij horen komen.

Samenvattend zijn er op dit moment geen duidelijke aanwijzingen dat patiënt of tandheelkundig personeel schade kunnen oplopen van het randgeluid van mechanische scalers. Het gevaar van een walkman, disco of popconcert zijn veel eerder bronnen die schade kunnen veroorzaken.

Klachten van patiënten die een ultrasoon behandeling ondergaan zijn hoogstwaarschijnlijk subjectief (ze houden niet van het geluid). Patiënten die een gehoorapparaat dragen moeten dit evenwel uitzetten om tijdens de behandeling rondzingen te voorkomen.Mocht een behandelaar zich toch zorgen maken dat het randgeluid van (ultra)sone apparatuur als hinderlijk wordt ervaren, dan kunnen er oordopjes op maat worden gemaakt die selectief de hoge tonen kunnen filteren. Dit geeft rust.

3.10 Contra-indicaties

Stoornissen in het geleidingssysteem van de hartspier en hartritmestoornissen kunnen een zodanig traag hartritme veroorzaken dat symptomen als duizeligheid, plotseling bewustzijnsverlies, inspanningsbeperking of hartfalen ontstaan. Elektrische stimulatie van het hart met een pacemaker kan in die gevallen uitkomst bieden. Er zijn twee soorten pacemakers: tijdelijke (uitwendige) pacemakers, die bijvoorbeeld worden toegepast bij een voorbijgaande geleidingsstoornis bij een acuut onderwandinfarct, en inwendige pacemakers die in principe levenslang noodzakelijk zijn. Een inwendige pacemaker is een elektronisch apparaat van ongeveer 5 x 4 x 1 cm dat chirurgisch onderhuids onder het sleutelbeen wordt geplaatst. Het pacemakersysteem bestaat uit een impulsgenerator, een geleidedraad en een elektrode die de geleidedraad en het endocard met elkaar verbindt. Aangezien een pacemaker een elektronisch apparaat is, is een geïmplanteerde pacemaker potentieel gevoelig voor elektromagnetische interferentie door de vele elektrische apparatuur in het leven van de moderne mens. De werking van de pacemaker zou hierdoor kunnen worden verstoord, waardoor hartritmestoornissen of een circulatiestilstand zouden kunnen ontstaan. Al snel na de implantatie van de eerste pacemaker (oktober 1958) werden patiënten geadviseerd om uit gebieden te blijven waar elektromagnetische velden zouden kunnen interfereren met de werking van de pacemaker. Door verschillende apparaten die elektromagnetische velden produceren, werd in de jaren zeventig ook de tandartspraktijk aangewezen als een potentieel gevaarlijke omgeving. Wereldwijd heeft momenteel ongeveer drie miljoen mensen een pacemaker. Aangezien het aantal mensen met een geïmplanteerde pacemaker jaarlijks stijgt, zullen tandartsen steeds vaker een patiënt met een pacemaker behandelen.

Voor zover bekent, staat daarom in de gebruiksaanwijzing van alle huidige op de markt zijnde ultrasoon units, dat ze niet bij patiënten met een pacemaker gebruikt mogen worden. Ultrasone instrumenten zijn inderdaad gecontra-indiceerd bij patiënten met een ouder type pacemaker (van voor het midden van de jaren tachtig) en bij andere elektronische 'life-support' apparaten. Een extern elektromagnetisch veld kan hierop van invloed zijn. De nieuwere type pacemakers zijn over het algemeen voldoende beschermd tegen elektromagnetische storingen. Ze zijn bipolair en door een titaniumbehuizing tegen elektromagnetische interferentie afgeschermd. Uitzonderingen zijn bepaalde onderzoeksmethoden in het medische veld (bijv. een scan), elektro-chirurgische instrumenten en magnetostrictieve ultrasone scalers (Miller 1998). Er is tot op heden geen interferentie met piëzo-elektrische ultrasone scalers geconstateerd. Henk Brand onderzocht in 2007 of piëzo-elektrische ultrasone apparatuur die in een tandartspraktijk gebruikt wordt als mogelijke bron van interferentie op de werking invloed heeft. De resultaten suggereren dat piëzo-elektrische tandheelkundige apparatuur bij normaal gebruik geen significante effecten op de onderzochte pacemaker heeft. Daarentegen lieten Roedig en medewerkers (2010) recent zien dat magnetostrictieve apparatuur wel degelijk van invloed is, namelijk dat binnen het bereik van 15 cm van de pacemaker en 7 cm van de geleidingsdraden er interferentie optreedt. Als de behandelaar twijfelt, dient er te allen tijde contact te worden gezocht met de behandelend cardioloog. Sonische scalers worden aangestuurd door luchtdruk en produceren geen elektromagnetisch veld. Dit is een goed alternatief om zonder risico bij patiënten met een pacemaker te kunnen reinigen. En natuurlijk zijn er ook nog altijd handinstrumenten.

Zoals al eerder beschreven kunnen overdraagbare ziekten worden overgebracht door een aerosol. Walmsley (1988) schrijft dat het gebruik van ultrasoon is gecontra-indiceerd bij patiënten met een besmettelijke ziekte.
Het hepatitis virus en het HIV-virus is in speeksel en in de bloedbaan aangetoond. Het risico van een kruisbesmetting door de aerosol die verontreinigd is met speeksel en bloed uit deze patiëntengroep is daarom verhoogd.
Andere auteurs zijn minder uitgesproken. De infectiekans met het hepatitis virus via een aerosol is klein. Het HIV-virus wordt nog moeilijker overgedragen. Het besmettingsgevaar via een aerosol wordt daarom vrij klein tot onwaarschijnlijk ingeschat. Natuurlijk blijft de kans op besmetting in potentie aanwezig. In de literatuur wordt wel de suggestie gedaan om bij HIV patiënten een Betadine oplossing als koel/irrigatievloeistof te gebruiken. Of dit in de praktijk ook bijdraagt aan een verlaging van het besmettingsrisico is niet bekend.
Ongeveer 4% van de nieuwe hepatitis B gevallen per jaar, vinden plaats bij mensen die een beroepsrisico lopen omdat ze werken met bloed. Ongevaccineerde leden van een tandheelkundig team lopen een twee tot vijf keer zo hoge kans om geïnfecteerd te raken met hepatitis B in vergelijking met niet tandheelkundige professionals. Daarom is vaccinatie voor hen van essentieel belang.

Tuberculose is een infectie van de luchtwegen die kan worden overgedragen door direct aanhoesten door een geïnfecteerd persoon. Omdat tuberculose in Nederland weinig voorkomt, is het risico voor besmetting van leden van een tandheelkundig team laag mits zij voldoen aan een goede bescherming en infectiecontrole. De laatste tijd zijn er meldingen dat het aantal gevallen van tuberculose in Nederland toeneemt. Dit is met name het geval bij immigranten, zwervers, druggebruikers en HIV patiënten. Ook multiresistente tuberculose uit Oost-Europa is in opkomst. Daarmee is ook het risico voor het tandheelkundig team groter geworden. Als bekend is dat een patiënt aan tuberculose lijdt, dient het ontstaan van een instrumentatie aerosol voorkomen te worden.

Voor al deze aandoeningen geldt dat in beginsel elke patiënt een potentiële besmettingsbron is. Een goede praktijkhygiëne en infectiecontrole blijft daarom te allen tijde van belang.

Het gebruik van ultrasoon is gecontra-indiceerd bij patiënten met een gecompromitteerd immuunsysteem door ziekte, medicatie, ademhalingsproblemen of slikproblemen. Ook patiënten met longproblemen kunnen beter niet ultrasoon behandeld worden omdat door aspiratie de aerosol gemakkelijk in de longblaasjes dringt. Ter bescherming zouden deze patiënten een mondlapje over hun neus kunnen krijgen of kan de behandelaar gewoon handinstrumenten gebruiken. Het betreft hier meer algemene aanwijzing dat men voorzichtig moet zijn met aerosols bij patiënten die ademhalingsproblemen hebben. Er is nog geen onderzoek dat een direct negatief gevolg laat zien van ultrasoon bij mensen met longproblemen. In een kleine studie waarin ultrasoon met handinstrumentarium werd vergeleken vond men geen significant verschil.

De vraag wordt wel eens gesteld of zwangere vrouwen met ultrasone apparatuur mogen werken en of een zwangere vrouw met ultrasone instrumenten mag worden behandeld. Er zijn op dit moment geen aanwijzingen dat tijdens de zwangerschap het gebruik van ultrasoon voorkomen moet worden. Mocht de patiënt zich hier emotioneel toch niet prettig bij voelen dan zou tijdens de zwangerschap de behandeling met handinstrumenten uitgevoerd kunnen worden.

Jong groeiend weefsel is gevoelig voor ultrasone vibraties. Hoewel er geen onderzoek bekend is wordt algemeen aangenomen dat ultrasone instrumentatie gecontra-indiceerd is bij kinderen met melkelementen en nieuw geërupteerde elementen. Het ongematureerde tandweefsel en de kiemen van de blijvende elementen kunnen aangetast worden. Doordat deze elementen vaak nog grote pulpakamers hebben bestaat er een verhoogde kans op beschadiging van het pulpaweefsel. Het glazuur van net doorgebroken blijvende elementen is nog relatief zacht en door het ultrasoon scalen wordt de hardheid aangetast.

Bij volwassen patiënten is het effect van ultrasone instrumentatie op ontkalkt glazuur desastreus. Het gedemineraliseerd glazuur wordt door de scalertip zo snel weggesleept dat er in een oogwenk een macroscopische caviteit ontstaat. Natuurlijk herstel (remineralisatie) is dan niet meer mogelijk. Gevoelige tandhalzen kunnen nog gevoeliger worden (tabel 3.2).

Tabel 3.2 Vergelijking mechanische scalers en handinstrumenten.
Naar: Drisko & Lewis, Periodontology 2000, 1996, 90-115 (duidelijke voorstanders).

Voordelen	makkelijker, kost minder tijd, sneller
	minder vermoeiend voor behandelaar
	snel en eenvoudig aanslag verwijderen
	maat van de tip
	vorm van de tip
	effectief in een statische positie
	effect van cavitatie op plaque verwijdering
	betere toegang in furcaties
	effectief met elke beweging
	lichte druk
	geen stevige afsteuning nodig
	minder weefsel beschadiging
	wondgenezing gaat sneller
	verhoogd tactiel gevoel pocket topografie
	mogelijk bactericide effect
	irrigatie van de pocket
	schoongespoeld werkterrein
	hoeft niet geslepen te worden
	mogelijkheid tot spoelen met antimicrobiële middelen
	verhoogd patiënten comfort en acceptatie
	patiënt prefereert ultrasone instrumentatie
Nadelen	gecontamineerde aerosol
	duur
	verminderd tactiel gevoel van worteloppervlak
	geeft een gebruneerd worteloppervlak
	niet alle handstukken kunnen gesteriliseerd worden
	nevelafzuiger is nodig
	kan schadelijk zijn voor glazuur, dentine
	gevoeliger tandhalzen kunnen (tijdelijk) nog gevoeliger worden
	lawaaiig
Contra-indicatie	sTBC patiënt
	gecompromitteerd immuunsysteem
	ademhalingsproblemen
	slikproblemen
	melkelementen
	nieuw geerupteerde elementen
	ontkalkt glazuur
	potentieel risico voor patiënten met een pacemaker
	metalen tips bij nazorg van implantaten

JUISTE TOEPASSING VAN ULTRASONE APPARATUUR

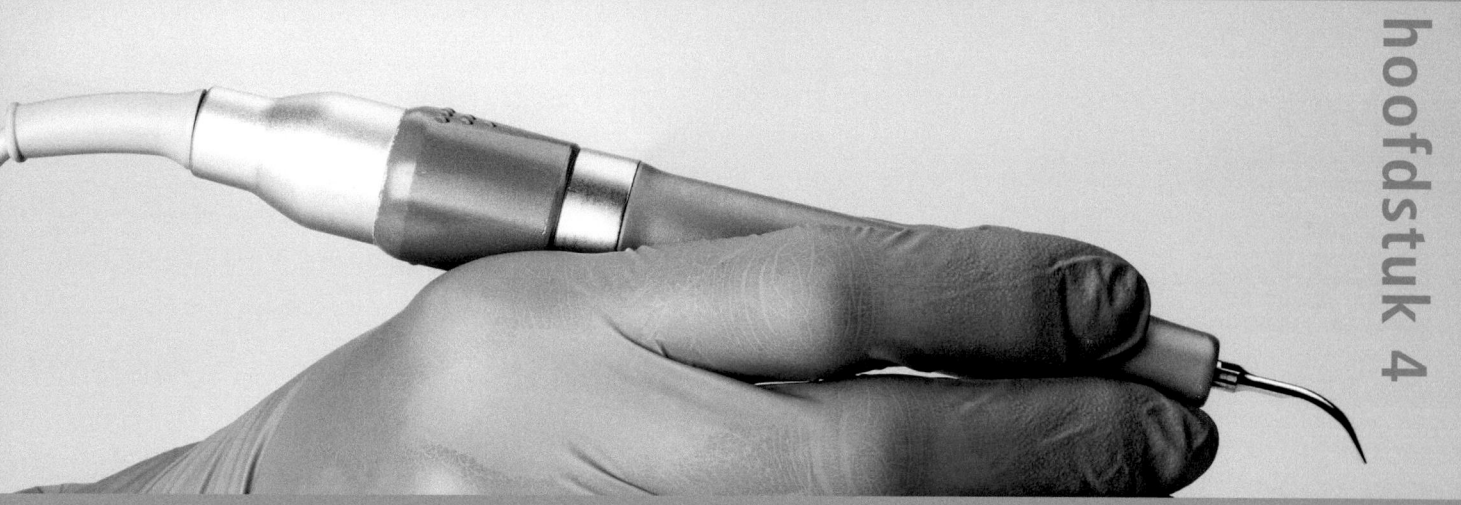

hoofdstuk 4

4.1 Inleiding
4.2 De tip
4.3 Instelling ultrasoon unit
4.3.1 Instelling power
4.3.2 Instelling watertoevoer
4.4 Techniek

4.1 Inleiding

Terwijl bij handinstrumentarium naast de juiste inzetrichting met name de kracht die tijdens de actieve haal wordt gemaakt van belang is, spelen bij het juiste gebruik van de mechanische scalers andere factoren een belangrijke rol. Een efficiënt gebruik van laatstgenoemde instrumenten wordt pas bereikt als de behandelaar kennis heeft van de werking, het op de juiste manier toepast en een consequente behandelsystematiek heeft. Een effectieve instrumentatie hangt nauw samen met een goede techniek en besef van ongewenste effecten. Ook hier geldt, net als bij elk nieuw instrument, oefening baart kunst.

Misschien ten overvloede is het van belang om erop te wijzen dat, alvorens wordt besloten om mechanische scalers te gebruiken, de medische anamnese van de patiënt (opnieuw) dient te worden doorgenomen. Bekijk zorgvuldig of er geen eventuele contra-indicaties zijn. Leg voorafgaand aan de behandeling aan de patiënt uit wat er precies gaat gebeuren. Demonstreer de ultrasone scaler en laat zien dat er door de waterkoeling een spray ontstaat die moet worden afgezogen. Gehoorapparaten moeten worden uitgezet omdat ze anders gaan rondzingen tijdens de behandeling.

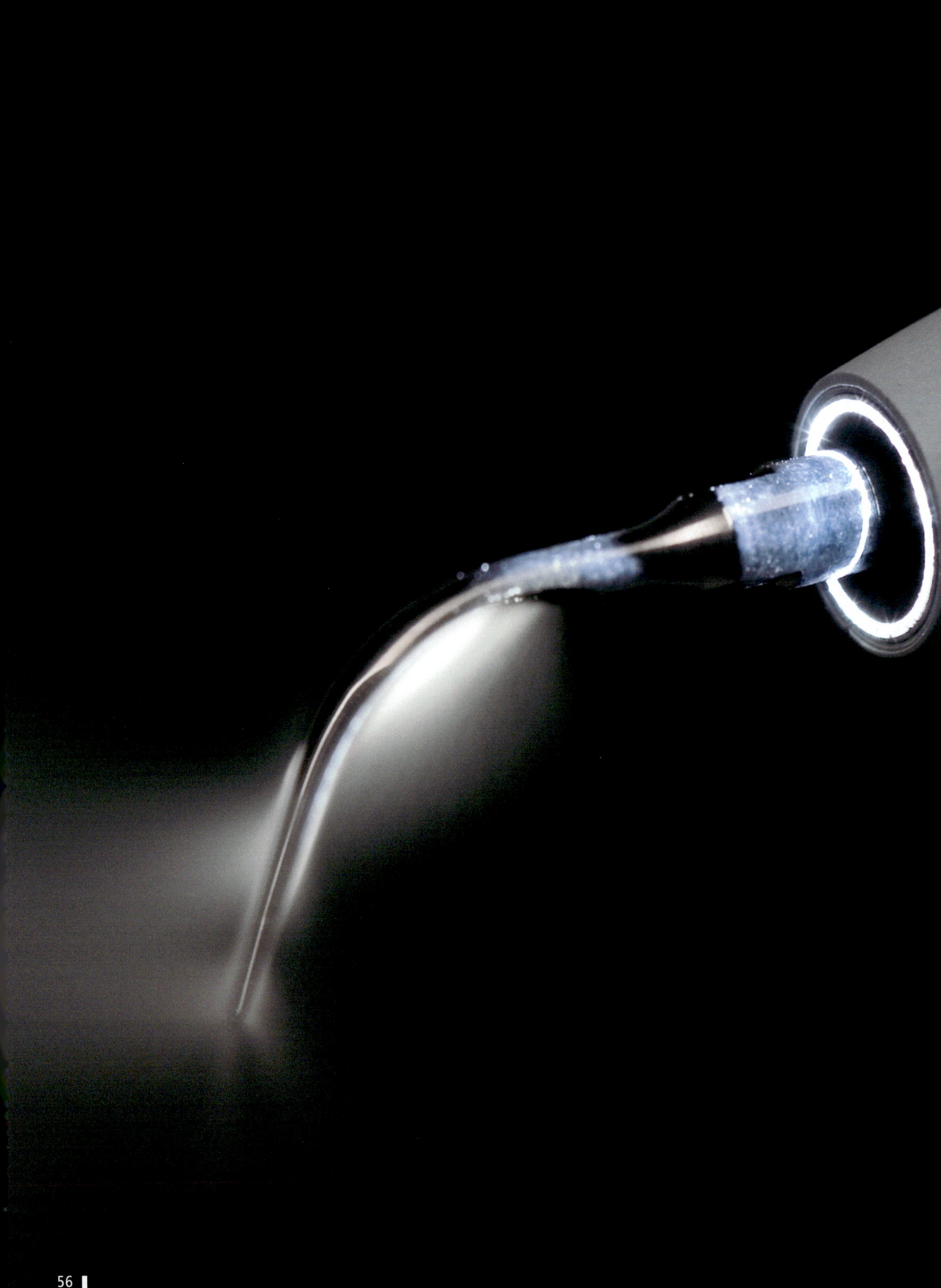

4.2 De tip

De scalertip dient voor iedere patiënt gesteriliseerd te worden. Het is handig om de scalertips afzonderlijk in te pakken (of bijvoorbeeld gezamenlijk in een thee-ei) zodat ze niet gemakkelijk kwijtraken tijdens het sterilisatieproces.
De losse tips zijn niet goedkoop! De ervaring leert dat ze soms met afruimen worden weggegooid…. zonde!
Wees ook voorzichtig met de handstukken. De kristalstructuren van de piëzo-instrumenten zijn slecht bestand tegen sterke schokken (zoals op de grond vallen).
De aard van de beweging van de tip is afhankelijk van het ontwerp en de frequentie. De frequentie wordt mede bepaald door de vorm van de tip (lengte en dikte). De power-instelling bepaalt de uitslag van de tip. Hoe meer massa in de lengteas van de tip hoe meer deze lineair zal bewegen. Hoe meer massa excentrisch, hoe meer de tip naar lateraal zal bewegen. Dit resulteert in een circulaire, ellips, of achtvormige beweging. Hoe hoger de frequentie, hoe minder uitslag er naar lateraal zal plaatsvinden.
In zijn algemeenheid wordt een tip gekozen op basis van gemak en pasvorm voor een bepaald gebied. Omdat er bacteriële afzettingen tot op de pocketbodem voorkomen, moeten er tips gekozen worden die ook daadwerkelijk de bodem bereiken. Een afgeronde stompe punt maakt het mogelijk om deze gebieden met minimale beschadiging van de weefsels te reinigen. De keuze van de tip is ook afhankelijk van de fase van de therapie. Zo zal voor de actieve parodontale therapie, waarbij zowel plaque als tandsteen verwijderd moet worden, een tip gekozen worden die relatief een hogere energieoverdracht geeft (dikkere tips op een hogere power-instelling). Tijdens de nazorg richt de therapie zich vooral op de plaque en de biofilm zodat er slankere tips op een lagere instelling gebruikt kunnen worden. De vormgeving van de tip wordt bepaald door het toepassingsgebied (zie tabel 4.1).

Tabel 4.1 Tip designs

	Setting	Indicatie	Type
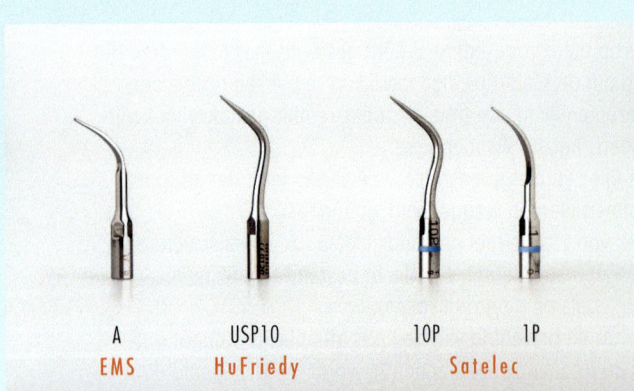 A — EMS / USP10 — HuFriedy / 10P, 1P — Satelec	medium/hoog	Actieve fase	◆ Bedoeld voor supragingivale reiniging. ◆ Krachtige tip voor grove tandsteen en aanslag verwijdering. ◆ Soms te krachtig voor sommige patiënten (gebruik dan een slankere tip).
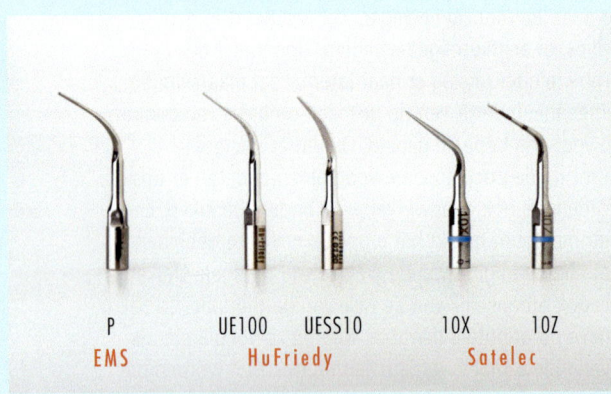 P — EMS / UE100, UESS10 — HuFriedy / 10X, 10Z — Satelec	medium/hoog	Actieve fase	◆ Bedoeld voor subgingivale reiniging. ◆ Gemiddeld krachtige tip. ◆ Werkgebied tussen de 3 en 5 mm subgingivaal (meestal initiële fase).
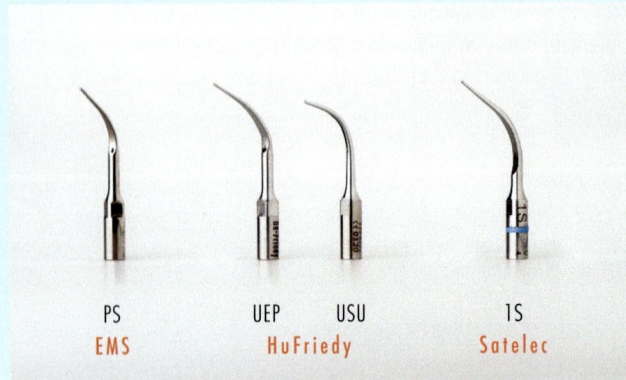 PS — EMS / UEP, USU — HuFriedy / 1S — Satelec	laag/medium	Actieve fase Nazorg fase	◆ Bedoeld voor subgingivale reiniging. ◆ Weinig krachtige tip. ◆ Werkgebied 5 mm en dieper subgingivaal.
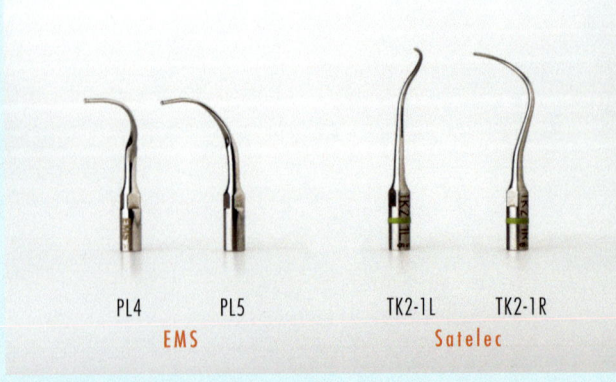 PL4, PL5 — EMS / TK2-1L, TK2-1R — Satelec	laag/medium	Actieve fase Nazorg fase	◆ Bedoeld voor subgingivale reiniging. ◆ In furcaties en concaviteiten.

Setting	Indicatie	Type
laag/ medium	Nazorg fase	♦ In feite een gebogen uitvoering van de PL3/TK-1S. ♦ Bedoeld voor subgingivale reiniging. ♦ Minst krachtige tip (als PL3/PS tip). ♦ In furcaties en distaal bij laatste molaren. ♦ Kan als alternatief voor de PL4/PL5 gebruikt worden.

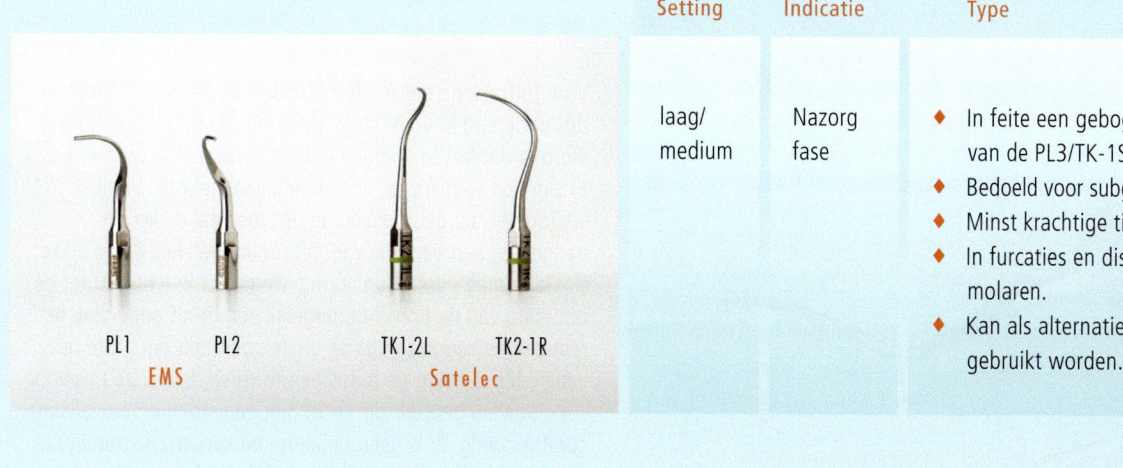

PL1 PL2 TK1-2L TK2-1R
EMS   Satelec

Setting	Indicatie	Type
laag/ medium	Nazorg fase	♦ Bedoeld voor subgingivale reiniging. ♦ Minst krachtige tip.

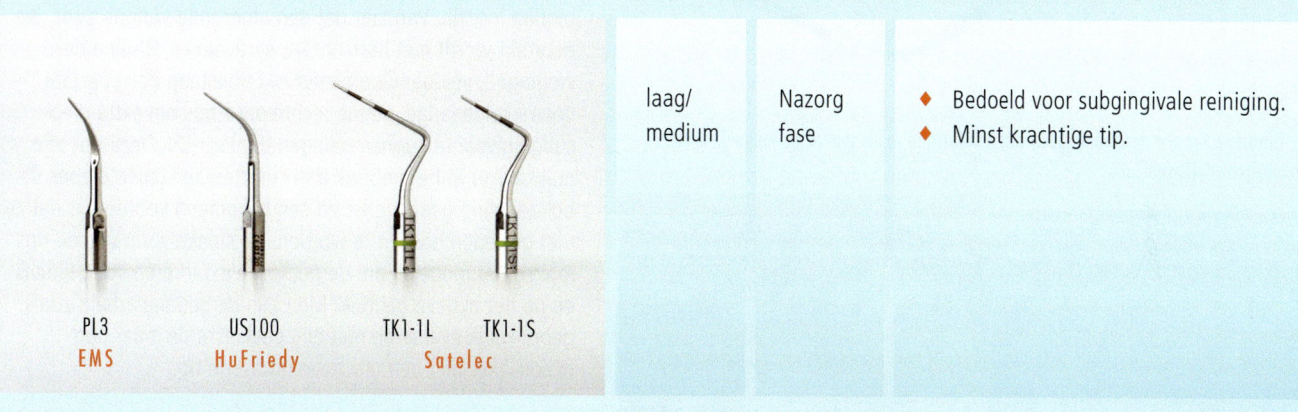

PL3 US100 TK1-1L TK1-1S
EMS HuFriedy Satelec

Setting	Indicatie	Type
laag/ medium	Chirurgie	♦ Slanke tips met diamant coating. ♦ Bedoeld voor werken met direct zicht.

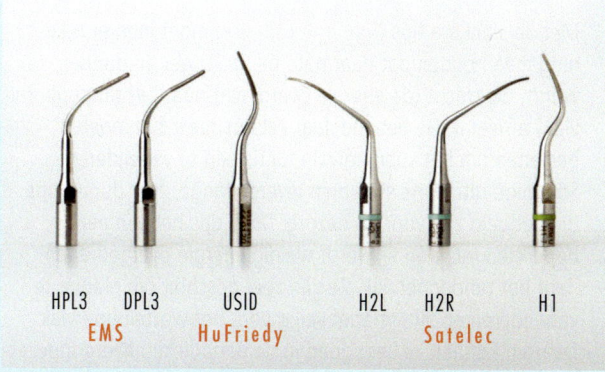

HPL3 DPL3 USID H2L H2R H1
EMS   HuFriedy   Satelec

Setting	Indicatie	Type
laag/ medium	Nazorg van implantaten	♦ Tips van kunststof (EMS) en carbon fiber (Satelec) materiaal. ♦ Bedoeld voor supra- en subgingivale reiniging. ♦ Veilig voor het titanium oppervlak.

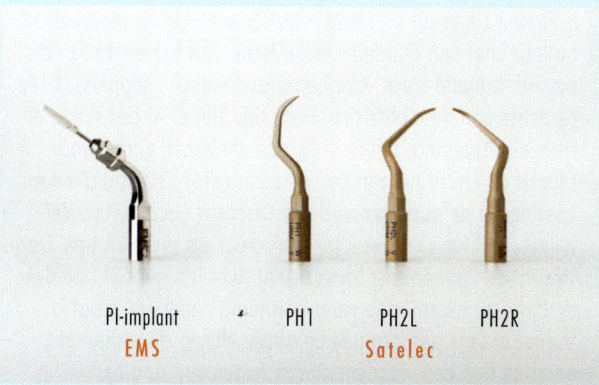

PI-implant PH1 PH2L PH2R
EMS   Satelec

4.2

Voor (ultra)sone mechanische scalers bestaan veel soorten tips variërend in vorm en in afmeting. De tip is zodanig ontworpen dat het te reinigen gebied maximaal te bereiken is. Er zijn tips voor supra- en subgingivaal gebruik. Voor supragingivaal gebruik zijn de tips meestal dikker en aangepast aan de vorm van het tandoppervlak. Korte dikke tips zijn, mede door hun vormgeving, zeer krachtig. Door de afmeting van de tip is het mogelijk een groot oppervlak te reinigen en zijn deze tips bij uitstek geschikt om grote hoeveelheden aanslag en tandsteen te verwijderen. De tips voor subgingivaal gebruik zijn recht met een stompe punt of soms curettevormig. Er is geen behoefte aan scherp instrumentarium omdat door de beweging van de tip het tandsteen en de biofilm los trilt. Vandaar dat een afgeronde stompe punt, die gebruikt wordt met horizontale, verticale en schuine bewegingen, voldoende effectief is. Er bestaan ook speciaal ontwikkelde lange, dunne rechte paro-tips om extra diep subgingivaal te kunnen reinigen (figuur 4.2). Deze tips zijn makkelijker in het gebruik dan curettes, ze komen dieper, de behandeling gaat sneller en een bijkomend voordeel is dat ze niet geslepen hoeven te worden. De slanke vorm van de tips maken het mogelijk om de pocket te exploreren voor, tijdens en na het actieve gebruik. Men kan de gedane arbeid zoals gebruikelijk evalueren met een pocketsonde maar nog makkelijker met een inactieve ultrasone tip.

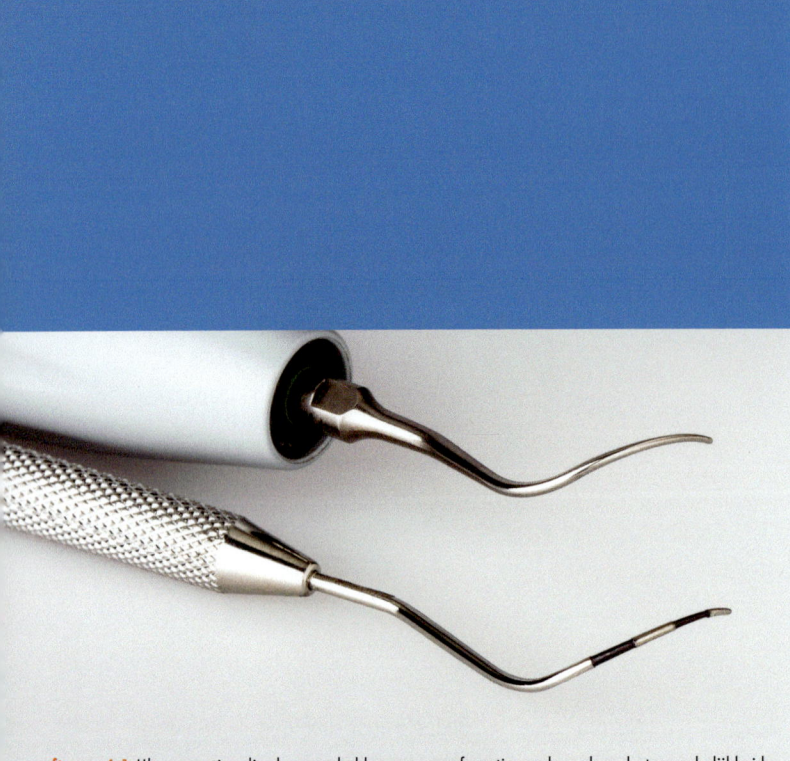

figuur 4.1 Ultrasone tips die de vorm hebben van een furcatie-sonde maken de toegankelijkheid tot het furcatie-gebied eenvoudiger.

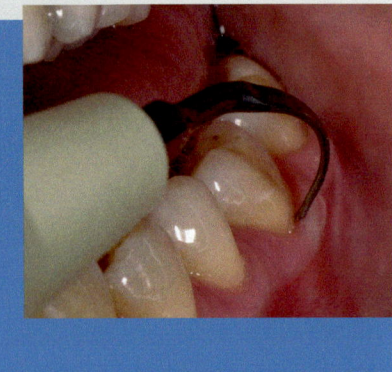

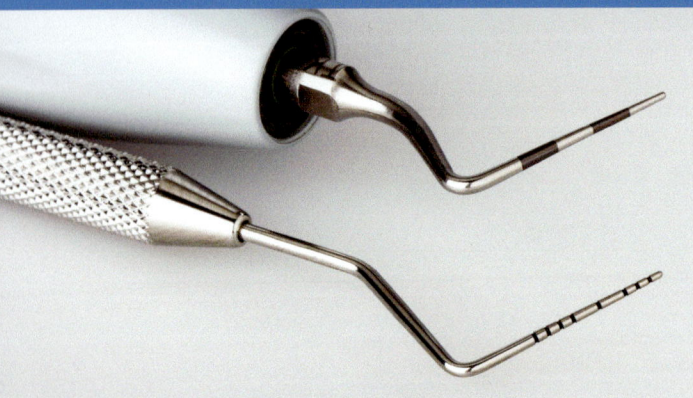

figuur 4.2 Slanke, gracieuze scalertips maken efficiënte, professionele gebitsreiniging mogelijk.

Met de slankere tips (figuur 4.1 en 4.2) moet men er rekening mee houden dat naarmate de tip langer en dunner wordt, de kracht (de energie overdracht naar het tandoppervlak) afneemt. De behandelaar zal dus meer tijd moeten besteden om het subgingivale tandsteen te verwijderen. Sommige ultrasone systemen leveren lange, zeer dunne tips die bedoeld zijn voor de nazorg. Deze tips hebben een beperkte kracht en er wordt weinig energie overgedragen naar het tandoppervlak. Ze zijn zeer geschikt om plaque te verwijderen en zijn relatief veilig voor het worteloppervlak. Daarom kunnen ze zeer goed in de periodieke nazorg ingezet worden. Voor het reinigen van furcatiegebieden en concaviteiten op het worteloppervlak zijn er gebogen tips die net als een furcatie-sonde in het furcatiegebied kunnen worden gedraaid (figuur 4.1). De PL4 & PL5 van EMS hebben een bolletje met een diameter van 0.8mm aan het einde van de tip. Het bolletje zorgt voor een groter werkingsoppervlak ten opzichte van de rechte tips. Deze tips zijn er in een linker en rechter uitvoering (figuur 4.3). Een aanwinst, vooral voor tijdens de chirurgie, zijn de tips waar een (±70 μm) diamant coating op de punt aanwezig is. Diamant gecoate tips verwijderen vijf maal zoveel tandstructuur als metalen tips. Deze tips mogen alleen met 'direct zicht' worden gebruikt omdat de kans op overmatige weefselafname anders te groot is. Vooral tijdens parodontale chirurgie blijken deze diamant gecoate tips een verademing om resten van nog aanwezig tandsteen mee te verwijderen. Er kan zeer effectief worden geïnstrumenteerd in een vaak grillig verlopende anatomie van alveolair bot en worteloppervlak.

De praktijk wijst uit dat de effectiviteit van de ultrasone tips afneemt als de behandelaar teveel druk uitoefent op het tandoppervlak. De ultrasone trillingen functioneren dan niet meer optimaal door reductie van de amplitude. De slanke tipjes zijn hier gevoeliger voor dan de meer traditionele dikke tips. De nieuwe generatie piëzo-elektrische units hebben een feedback systeem dat de frequentie en amplitude checkt. Als de tip het oppervlak raakt vindt er een automatische aanpassing van de power plaats om ervoor te zorgen dat de amplitude en daarmee de effectiviteit gehandhaafd blijft. Het is een soort *cruise controle* op het ultrasoon handstuk. Het kan zijn dat als door het feedback systeem de 'power' wordt opgevoerd niet alleen de amplitude van de tip in voor-achterwaartse richting wordt vergroot maar ook in laterale richting. Dit fenomeen kun je als operateur soms ervaren doordat de instrumentatie bij de bewegingen in contact met het oppervlak wat ruwer aanvoelt.

Ultrasone tips hebben niet het eeuwige leven. Bij slijtage of afbreken van de punt van de tip zal de trilling sterk teruglopen omdat het resonantiepunt niet meer correspondeert met het uiteinde van de tip. Wat er fysisch precies gebeurt is niet duidelijk, maar bij een afgesleten tip is de efficiëntie minder waardoor er meer tijd of een hogere power-instelling nodig is om het werkgebied goed te reinigen. Als de tip 1 mm van zijn lengte heeft verloren geeft dat een reductie in efficiëntie van ongeveer 25%. Bij 2 mm is dat ongeveer 50%. Dit geldt hoogstwaarschijnlijk met name voor de slanke tips. Door de verschillende fabrikanten worden er kaartjes geleverd waarmee op eenvoudige wijze kan worden afgelezen of de tip vervangen moet worden (figuur 4.4); de keuze blijkt bij navraag bij de fabrikant arbitrair. De behandelaar moet ook zijn klinisch gevoel gebruiken bij het afdanken van een tip. Als een tip door gebruik slijt en daardoor aan de punt scherp wordt, kan deze weer worden afgerond. Met behulp van een rubberen schijf wordt het metaal weer glad en glimmend.

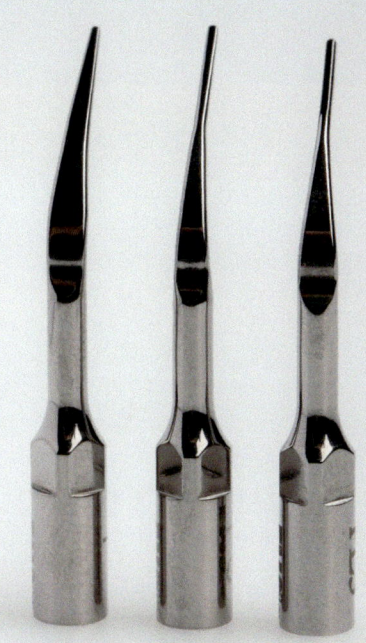

figuur 4.3 Slanke, gracieuze scalertips maken een grondige, efficiënte professionele gebitsreiniging mogelijk (EMS: P, PS, PL3).

De langere tips zijn dunner waardoor de kans op beschadiging en breken bij gebruik en tijdens sterilisatie groot is. Bij vervorming van de tip is terugbuigen niet mogelijk en door de vervorming ontstaan ongecontroleerde bewegingen. Bovendien ontstaat door vervorming eerder metaalmoeheid en wordt de kans op breuk groter. Het aantal verschillende tips dat nodig is voor een succesvolle behandeling, is een stuk minder dan het aantal verschillende handinstrumenten. Hoewel er een grote variëteit aan tips wordt aangeboden, volstaat een adequate praktische ultrasoon kit uit een paar (2-4) soorten tips. Omdat de tips niet geslepen hoeven te worden, gaan ze met een goede verzorging lang mee. Als er tussendoor gesteriliseerd kan worden, heeft een behandelaar aan ongeveer 3-4 tips van elk type genoeg om een gemiddelde werkdag door te komen.

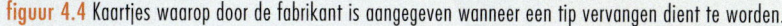

figuur 4.4 Kaartjes waarop door de fabrikant is aangegeven wanneer een tip vervangen dient te worden.

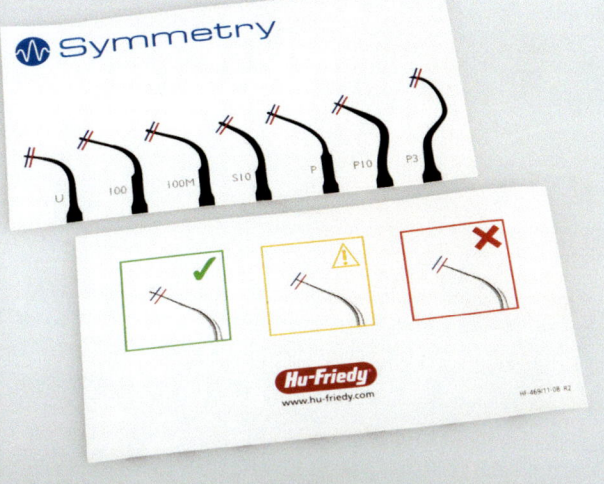
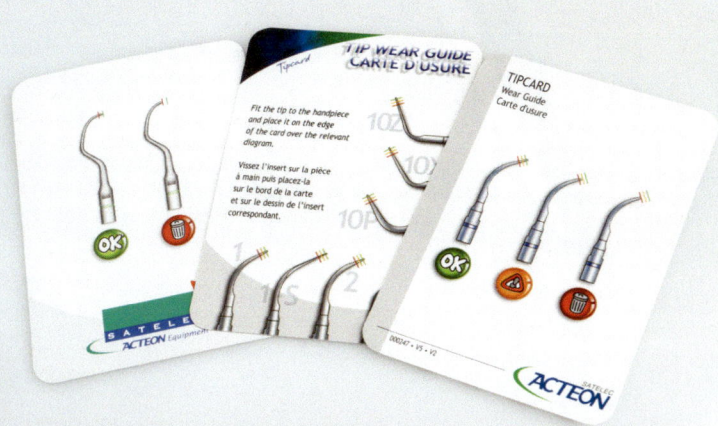

De diversiteit waarmee in ultrasone apparatuur de trilling wordt opgewekt leidt ertoe dat de trilbeweging van de scalertips verschillend is. Zoals al eerder beschreven kunnen de tips lineaire-, elliptische, circulaire of achtvormige bewegingen maken.
De ultrasone tip moet zo geplaatst worden dat het patroon van vibraties goed is georiënteerd ten opzichte van het tandoppervlak.
De tip moet de juiste hoek maken ten opzichte van het tandoppervlak en mag niet met de punt tegen het tandoppervlak worden geplaatst (figuur 4.5a en b), anders tikt de scalertip tegen de tand wat pijnlijk is voor de patiënt. Bovendien kan het leiden tot een beschadiging van het oppervlak. Een tip die in voor-achterwaartse zin vibreert (lineair), moet bijvoorbeeld parallel aan het tandoppervlak worden geplaatst. Een eenvoudige oefening om te kijken of de plaatsing goed wordt uitgevoerd is om de tip tegen een glasplaatje of een stukje metaal aan te houden. Het geluid moet dan gelijkmatig en laag zijn.
Als de positie van de tip niet goed is, zal een hoog krassend geluid hoorbaar zijn wat meestal gepaard gaat met excessieve vibraties.

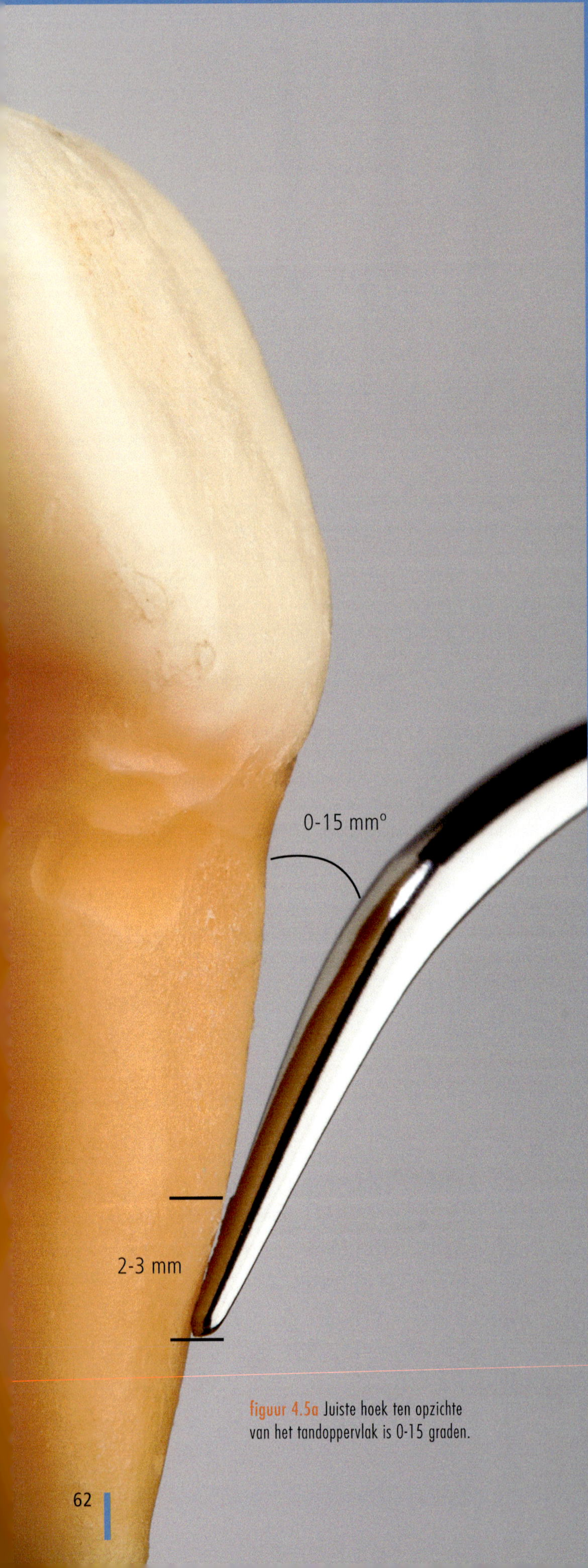

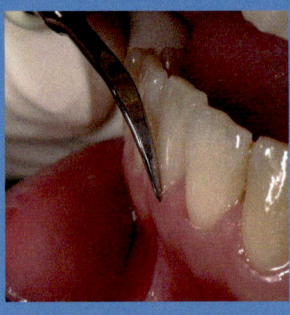

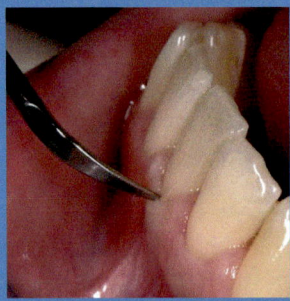

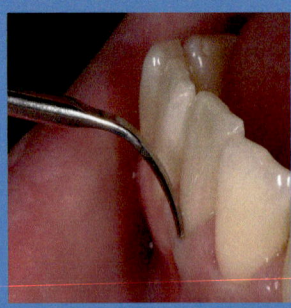

figuur 4.5a Juiste hoek ten opzichte van het tandoppervlak is 0-15 graden.

figuur 4.5b Het linker klinische plaatje toont een correcte positie van de tip. De twee andere tonen een foute plaatsing.

4.3 Instelling ultrasoon unit

De meeste ultrasone scalers hebben twee knoppen waarmee het vermogen (power-instelling) en de watertoevoer van het apparaat kan worden gereguleerd. Deze moeten voorafgaand aan de behandeling goed worden ingesteld. De frequentie kan, afhankelijk van het type apparaat dat men kiest, handmatig worden ingesteld of zal automatisch door de unit worden geregeld. Met een juiste instelling van power en koeling verkrijgt men maximale efficiëntie van het instrument. Het zal de vermoeidheid van de behandelaar verminderen en de behandeling voor de patiënt veraangenamen.

4.3.1 Instelling power

De power knop regelt de energietoevoer en heeft daarmee ook invloed op de uitslag (amplitude) van de tip. De power instelling is voor elk apparaat verschillend. Bij ultrasone apparaten dient het minimaal, maar nog wel effectief vermogen te worden ingesteld. Al doende zal de behandelaar hier een eigen gevoel bij ontwikkelen. Naast de power instelling zijn er een aantal andere factoren die de energie die op het tandoppervlak wordt overgebracht beïnvloeden:

- De tijd die geïnstrumenteerd wordt: Hoe langer op een bepaald vlak wordt gewerkt hoe groter de hoeveelheid energie.
- De druk: De mate van druk is van invloed op de effectiviteit van het werkzame deel van de tip. Als er teveel druk wordt uitgeoefend, zal de effectiviteit afnemen of zelfs stoppen.
- De vorm en massa van de tip: Hoe scherper de tip hoe meer effectiviteit van het werkzame deel van de tip verwacht kan worden. De voorkeur wordt gegeven aan stompe en afgeronde tips omdat daarmee de kans op beschadigingen aan harde en zachte weefsel wordt geminimaliseerd.
- De hoek van de tip ten opzichte van het oppervlak: Hoe groter de hoek hoe meer energieoverdracht plaatsvindt. Als richtlijn geldt daarbij het plaatsen van de tip met een hoek van 15 graden of kleiner ten opzichte van het tandoppervlak (figuur 4.5a).

Onderzoek toont aan dat bij een initiële paro-patiënt de professionele gebitsreiniging met een medium power-instelling vergelijkbare klinische resultaten oplevert als maximale power. Als de power omhoog wordt gedraaid, neemt ook de kans op beschadiging van het tandweefsel toe. Bij een te hoge instelling neemt het aantal trillingen zodanig toe dat de tip een hamereffect krijgt. Er zijn twee methoden om een juiste power in te stellen. Ten eerste is er de arbitraire instelling waarbij de power door de behandelaar wordt ingesteld zoals die staat aangegeven in de handleiding van de fabrikant.
De tweede en geprefereerde methode compenseert de variatie die er voor individuele scalertips in de praktijk is geconstateerd. Men start hierbij op een lage powerstand. Vervolgens wordt de power opgedraaid tot de tip goed werkt. Zo bereikt men de minimale effectieve instelling. De power van een sonische scaler is door de fabrikant ingesteld en is afhankelijk van de luchtdruk in de tandheelkundige unit.

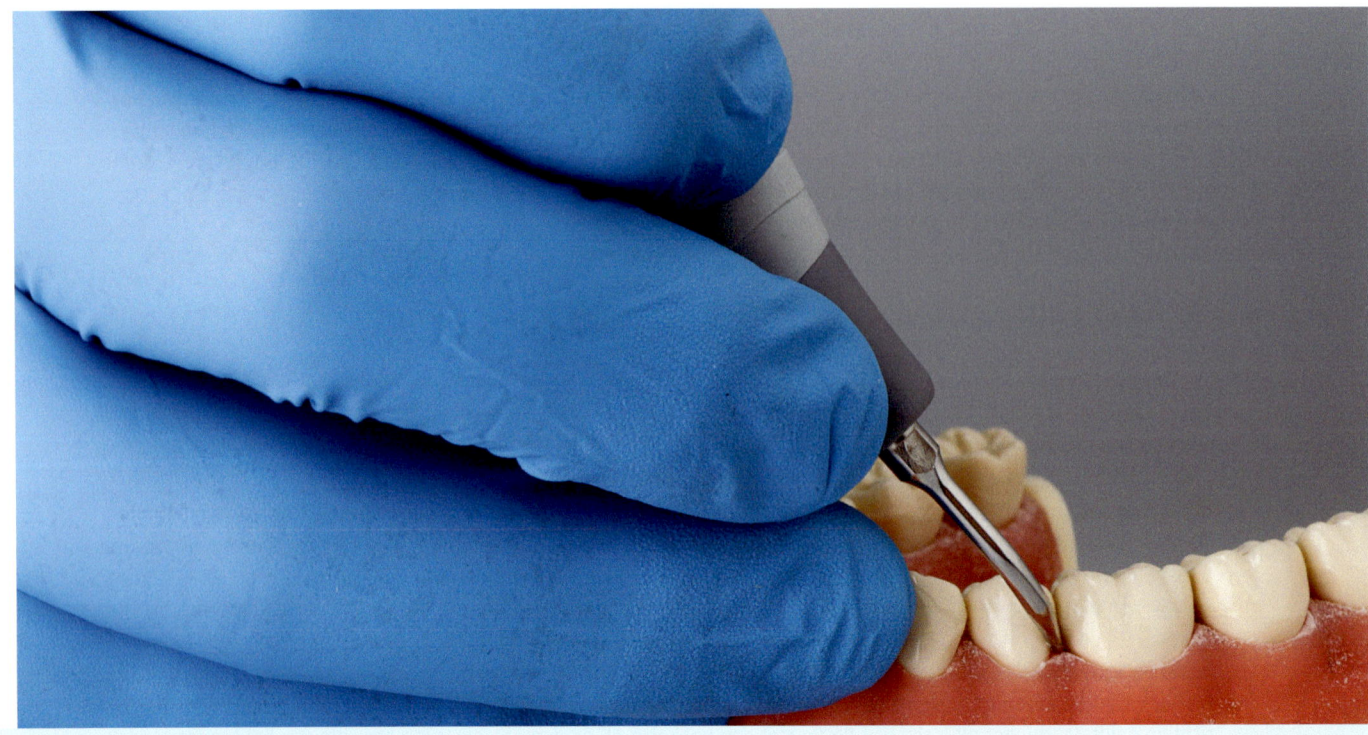

figuur 4.6a Gemodificeerde pengreep voor de rechterhand. Het handstuk wordt vastgehouden met duim, wijsvinger en middelvinger. De ringvinger zorgt voor de afsteuning. De pink kan voor secundaire afsteuning functioneren.

4.3.2 Instelling watertoevoer

Al eerder is beschreven dat de uiteindelijke werking van de mechanische scaler voornamelijk plaatsvindt door het in trilling brengen van de tip. De trillingen wekken warmte op die schadelijk kan zijn voor de omliggende weefsels. Vandaar dat waterkoeling noodzakelijk is. De watertoevoer die voor de koeling zorgt, loopt via de slang naar het handstuk en de tip. Er zijn tips met interne of externe koeling. Het belangrijkste doel is de punt van de scalertip goed te koelen.

Aan het begin van de dag, bij de eerste patiënt, moet men de unit twee minuten laten doorlopen om eventueel vervuild en/of besmet water dat zich in de leidingen kan bevinden zoveel mogelijk te verwijderen. Vervuiling van de waterleidingen kan worden tegengegaan door een unit met een eigen waterreservoir te kiezen waarin steriel water, fysiologisch zout of een antimicrobieel middel kan worden geplaatst.

Wanneer de watertoevoer goed is ingesteld, komt het water automatisch aan de tip in de vorm van een spray en ontstaat een nevel. Het instellen van de 'power' beïnvloedt tevens de waterspray. Over het algemeen is de tip goed afgesteld (power & water) wanneer er zich een fijne nevel aan de uiterste punt van de tip vormt, eventueel met druppelvorming aan de tip. Het is noodzakelijk om voor elke tip de watertoevoer opnieuw te controleren en zo nodig in te stellen. Wanneer te veel water naar de tip toestroomt, verlaat een grote waterstraal de tip en vraagt het afzuigen teveel aandacht voor de behandelaar.

Gebruik van een mondspiegel bij een instrument met waterkoeling is lastig omdat de spiegel steeds wordt volgesprayed met water. Om dat te verhelpen, kan de behandelaar met een gehandschoende vinger over het oppervlak wrijven. Er ontstaat dan van alle druppeltjes een laagje water. Het geeft een helderder beeld door de waterfilm heen. Sommige behandelaars vinden het ook lastig dat de waterkoeling het tandsteen aan het oog onttrekt. Tijdens het scalen kan droogblazen met een luchtspuit uitkomst bieden bij het detecteren van tandsteen.

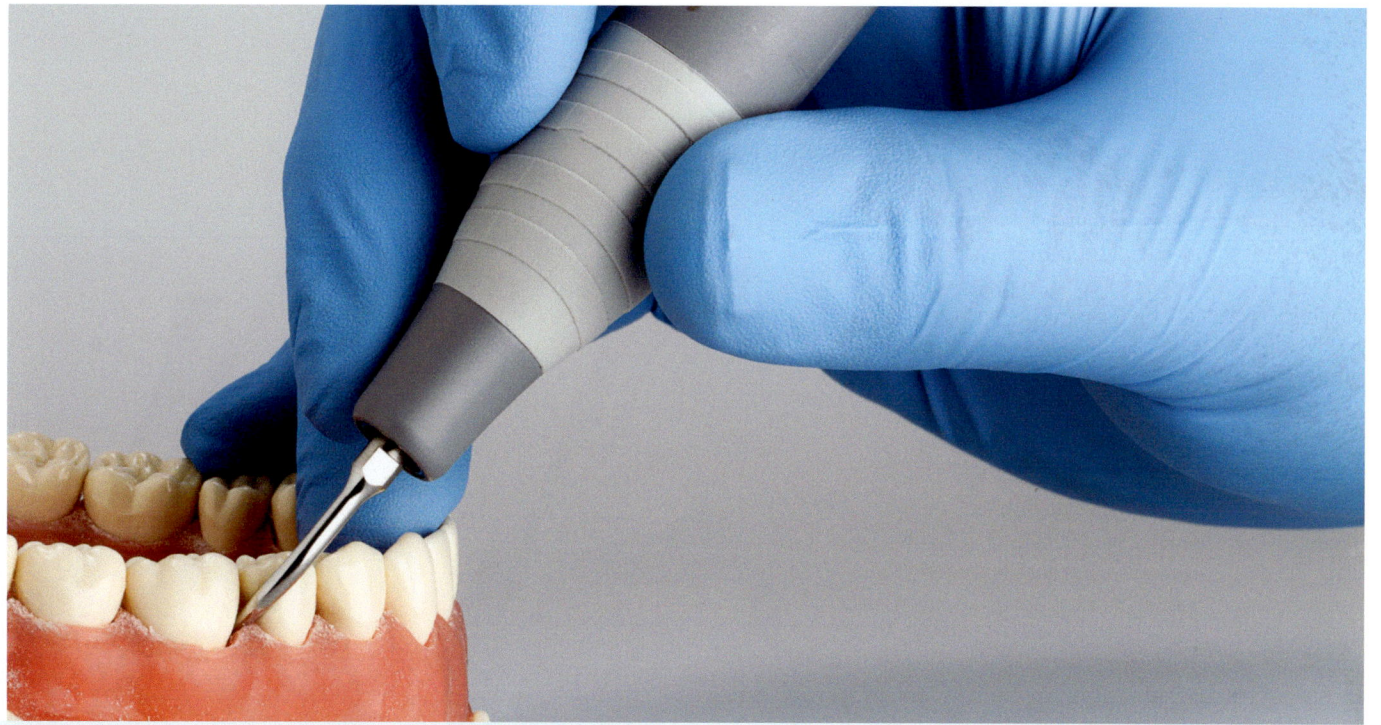

figuur 4.6b Pengreep voor de rechterhand. Het handstuk wordt vastgehouden met duim en wijsvinger. De middelvinger en ringvinger zorgen voor de afsteuning.

4.4 Techniek

De meeste tips kunnen vanuit de 10-11 uurs positie worden gebruikt. Men kan het handstuk al naar gelang de voorkeur vasthouden met de pengreep of met de gemodificeerde pengreep (figuur 4.6a en b). Een ontspannen greep is van belang om lichte druk te kunnen uitoefenen; houd het handstuk los tussen duim en vingers. Het handstuk wordt in beginsel in de buurt van de overgang van handstuk naar tip vastgehouden. Soms is de toegang tot de mondholte beperkt zodat het noodzakelijk is het handstuk wat verder naar achteren vast te pakken. De druk die wordt uitgeoefend op het handstuk is te vergelijken met de kracht die gebruikt wordt tijdens het sonderen met een pocketsonde. De minimale effectieve druk die een behandelaar kan uitoefenen is ongeveer 0.5 Newton.

Die juiste druk verhoogt het tactiele gevoel en voorkomt dat door te hoge laterale krachten de vibratie van de tip teveel wordt onderdrukt of dat er aan weefsel teveel schade wordt toegebracht. Natuurlijk moet er wel voldoende kracht worden gebruikt om ervoor te zorgen dat de tip ook daadwerkelijk contact maakt met het tandoppervlak. De beweging van de tip moet overwogen en doortastend zijn.

De dikkere standaard tips hebben een relatief krachtige vibratie. Teneinde de tipbeweging te kunnen ondersteunen, kan het nuttig zijn om voor de ringvinger een intra-orale afsteuning te zoeken in de buurt van het werkgebied. Bij de slankere tips kan ook met een afsteuning op afstand worden volstaan, bijvoorbeeld op de tandboog aan de contralaterale zijde of extra-oraal op de kin of wang. Ten opzichte van handinstrumenten is deze afsteuning vele malen lichter. Dit zal aan het eind van de dag duidelijk merkbaar zijn voor de behandelaar; het is minder vermoeiend. De plaats van afsteuning is ook bepalend voor de plek waar het handstuk wordt vastgehouden. Wordt een afsteunplaats verder van het werkgebied gezocht dan is het automatisch noodzakelijk het handstuk wat meer naar achteren vast te pakken. Het zoeken van een stevig steunpunt zou zelfs averechts kunnen werken doordat dan de associatie met handinstrumenten groot is. Mogelijk zou de behandelaar geneigd kunnen zijn om toch weer veel kracht te zetten. Dat is niet gewenst voor een effectieve werking van een mechanische scaler.

Zoals al eerder is beschreven moet de tip bij de meeste systemen met de zijkant tegen het element worden aangehouden (tangentieel). Er moet rekening worden gehouden met de bolling van het element. De laatste 2 tot 3 mm van de tip moet dan contact maken met het te reinigen tand- of worteloppervlak. Loodrecht inzetten (met de punt van de tip) veroorzaakt beschadiging aan het oppervlak en dient dan ook voorkomen te worden. Met de zijkant van de tip wordt het tandoppervlak in kleine gebiedjes systematisch gereinigd. Daarbij is het aan te bevelen het subgingivale worteloppervlak in gedachte in een aantal vlakjes te verdelen. Per gebied wordt met de tip eerst van de bodem af, met horizontale en overlappende bewegingen het oppervlak bewerkt (figuur 4.7a). Vervolgens wordt dit herhaald in verticale richting (figuur 4.7b). Het doel van de verticale en horizontale beweging is het oppervlak zoveel mogelijk te raken.

Een goede oefening om te visualiseren wat het nut en effect is van deze bewegingen, is om met behulp van een pen op papier dezelfde overlappende strepen te trekken in een vierkant totdat deze volledig ingekleurd is. Wat daarbij opvalt, is dat met alleen het gebruik van verticale strepen het heel moeilijk is om voldoende vulling van het vakje te krijgen. Daarvoor zijn aanvullende horizontale strepen noodzakelijk.
Een andere goede praktische oefening is om met een mechanische scaler te proberen de aanslag van een koffiemok te verwijderen zonder de mok te beschadigen.
Tijdens het reinigen van de tand of kies is het raadzaam de tip constant in beweging te houden zodat aan het oppervlak niet een onnodige temperatuur verhoging ontstaat. Slechts met lichte druk moet de tip heen en weer worden bewogen, steeds contact houdend met het tand- of worteloppervlak. Lichte druk is niet altijd even eenvoudig. De vibraties van de tip zorgen namelijk voor een verminderd tactiel gevoel tussen de tip en het tandoppervlak. Door deze afgenomen tactiele perceptie kan de behandelaar geneigd zijn, zeker bij smalle en diepe pockets, te hoge drukkrachten op de tip uit te oefenen. Dit kan een ruw worteloppervlak veroorzaken.

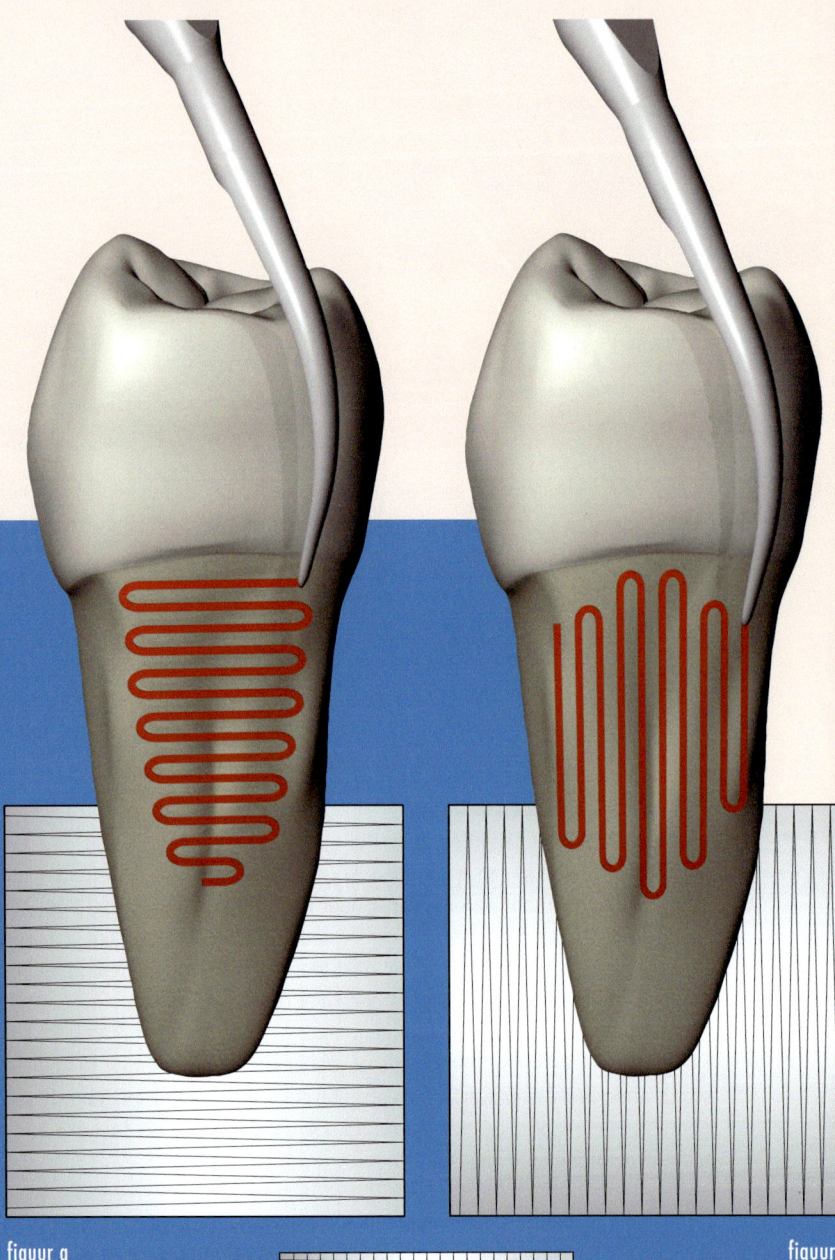

figuur a

figuur

figuur 4.7a en b Starten met horizontale vegende bewegingen met een werkvlak van de tip van ongeveer 2-3mm in contact met het element. Vervolgens op en neer. Door het relatief kleine contactoppervlak van de tip van de scaler zal met de zijkant van de tip het tandoppervlak in kleine gebiedjes systematisch gereinigd moeten worden.

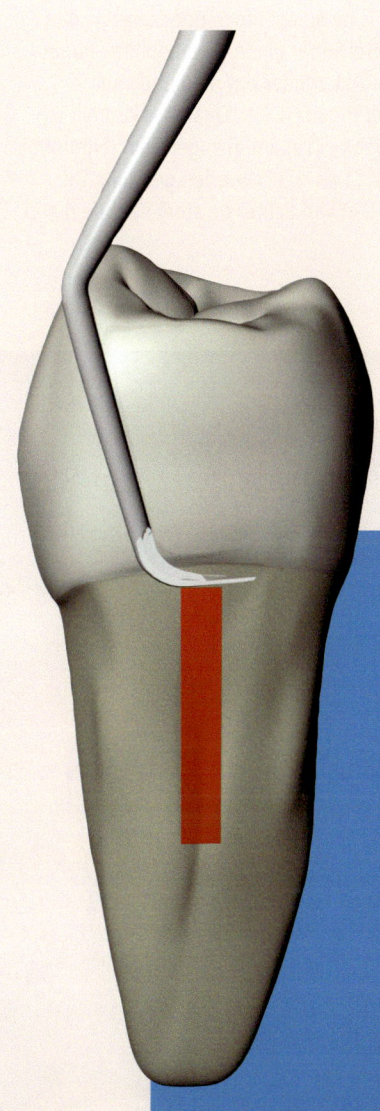

figuur 4.8 Ter vergelijking een actieve haal met een handinstrument dat leidt tot verwijdering van een rechthoekig vlak van de substantie in het werkgebied.

Om onnodige schade aan de gingivale weefsels te voorkomen moet de tip subgingivaal zo goed mogelijk in contact met het worteloppervlak blijven. Tijdens het instrumenteren kunnen er beter geen snelle en ruwe bewegingen worden gemaakt. Instrumentatie moet niet gehaast plaats-vinden; hoewel de apparatuur een gevoel van snelheid met zich meebrengt. Haast is inefficiënt en kan tot schade leiden aan harde en zachte weefsels. Vooral in nauwe pockets of in situaties waar het aanhechtingsniveau (de pocketbodem) heel grillig verloopt, kan alleen met een langzame, nauwgezette instrumentatietechniek beschadiging van de aanhechting worden voorkomen. Na afloop van de instrumentatie hoeft de gingiva er niet rafelig, met losse weefselflarden of gesplitste papillen uit te zien. Als de behandelaar eerst deze basis principes goed onder de knie heeft, kunnen daarna meer creatieve toepassingen worden ondernomen.

Het grondig reinigen van een furcatie-gebied is een erg lastige klus. Zelfs met ultrasone apparatuur lukt het zelden om het worteloppervlak 100% te reinigen. Onderzoekers die zich hier intensief mee bezig hebben gehouden, adviseren dan ook om ver toegankelijk furcaties beter toegankelijk te maken door middel van een odontoplasie (eventueel met een diamant gecoate tip) waarbij de furcatie-ingang wordt verruimd. Dit verhoogt de kans op succes. Natuurlijk kan ook door parodontale chirurgie in combinatie met een osteoplasie (botcorrectie) de furcatie toegankelijk gemaakt worden.

4.4

Het is bekend dat een fulltime mondhygiënist die met handinstrumenten werkt ongeveer 32 ton aan scaling kracht per jaar appliceert en 25.000 scalende bewegingen maakt. Het cumulatieve effect van dit alles leidt tot beroepsklachten aan duimgewricht, pols en schouder (Wilkins 1999). Groot voordeel bij het werken met mechanische scalers is dat het minder vermoeiend en ook efficiënter voor een behandelaar is. Er is natuurlijk wel behoefte aan het afzuigen van de waterkoeling wat als een nadeel gezien kan worden. Aan de andere kant wordt het zicht vergroot omdat er weinig bloed in het werkgebied aanwezig is en is het ook niet nodig om steeds naar de meerfunctiespuit te grijpen om het gebied schoon te sproeien. De instrumentatietechniek vereist wat oefening waarbij met één hand de nevelzuiger wordt vastgehouden en waarbij de andere hand wordt gebruikt voor het ultrasone handstuk.

De nevelzuiger wordt dan ook gebruikt om de wang, tong en de lippen opzij te houden. Dit helpt om de hoeveelheid koelwater in de mond onder controle te houden en de hoeveelheid aerosol te verminderen. Er wordt een komvormige ruimte gevormd waaruit het eenvoudig is om het vocht af te zuigen (figuur 4.9).

Bijlichten of meekijken met een spiegel is doorgaans lastig omdat er een hand tekort is en doordat de spiegel beslaat met spray. Is de spiegel toch noodzakelijk, dan kan met een speekselzuiger die in de mondhoek hangt verder worden gewerkt zonder dat de mond van de patiënt overstroomt (figuur 4.10). Daarvoor kunnen bijvoorbeeld de gebogen circulaire afzuigers van Hygoformic, pulp dent (figuur 4.11 en 4.12) worden gebruikt. De afzuigslang wordt dan van achter de stoel naar de mond gebracht.

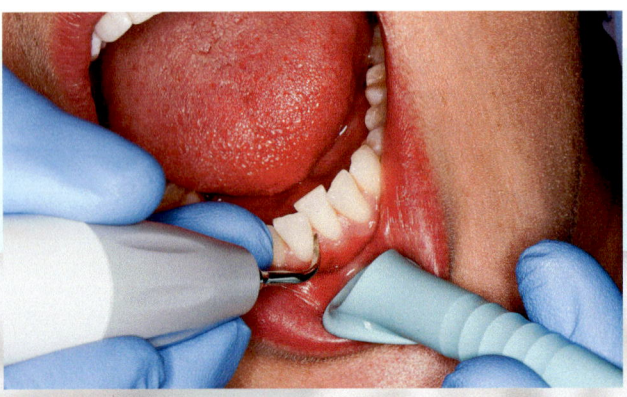

figuur 4.9 Directe afzuiging en zicht op het buccale vlak van de 42 of 41.

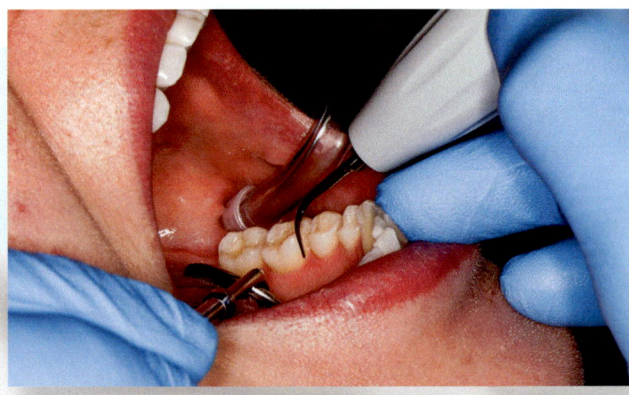

figuur 4.10 Een speekselafzuiger geplaatst in de mondhoek. De mondspiegel houdt de tong weg voor meer bescherming en direct zicht.

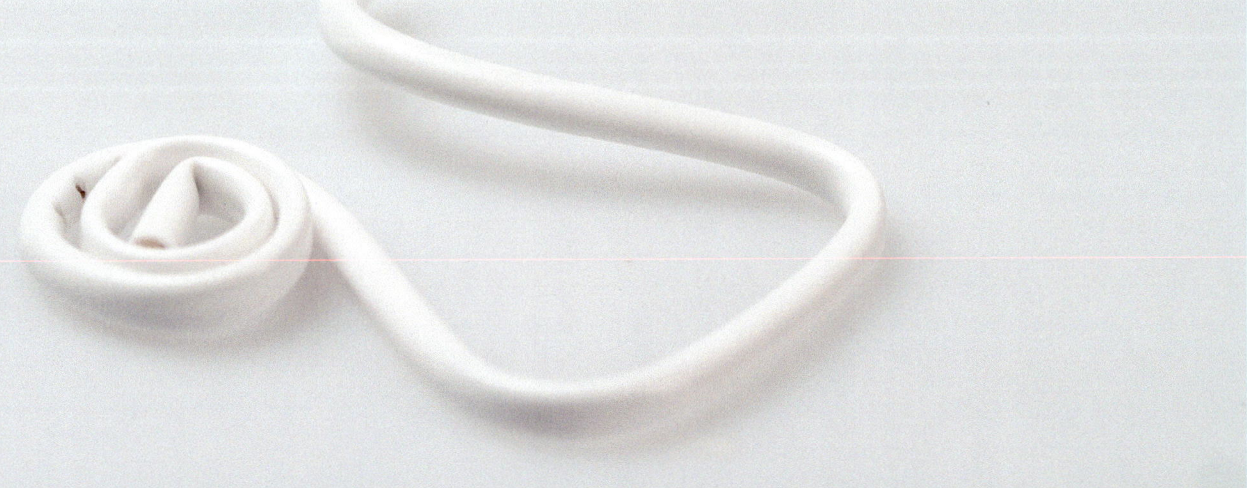

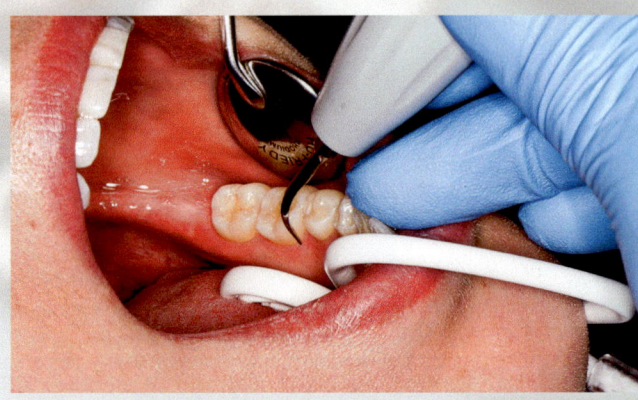

figuur 4.12 De tongafzuiger houdt de tong en vocht weg. De mondspiegel houdt de wang weg voor meer direct zicht.

figuur 4.11 Hygoformic afzuigers.

De slang die het handstuk verbindt met de unit moet niet gedraaid zijn. Daardoor kan er teveel spanning op de arm van de behandelaar komen. Om het gewicht van de slang te verminderen kan de slang over de schouder van de behandelaar worden gelegd, over het handvat van de operatie lamp of in een krul tussen de ringvinger en pink worden gehouden (zie figuur 4.13a en b). Door het gewicht op de handen van de behandelaar te verminderen zal het tactiele gevoel vergroot worden.

Als de tip goed geadapteerd moet worden aan het oppervlak is het noodzakelijk om het handvat tussen de vingers te draaien. De behandelaar kan merken dat de slang dan als het ware opgewonden wordt en de neiging heeft om terug te draaien. Als men de verschillende units uitprobeert, zal blijken dat de stugheid van de slangen verschilt; bij het ene merk wordt minder weerstand gevoeld bij rotatie dan bij een ander. Bekijk daarom vóór de aanschaf van een apparaat wat in de hand het lekkerste aanvoelt.

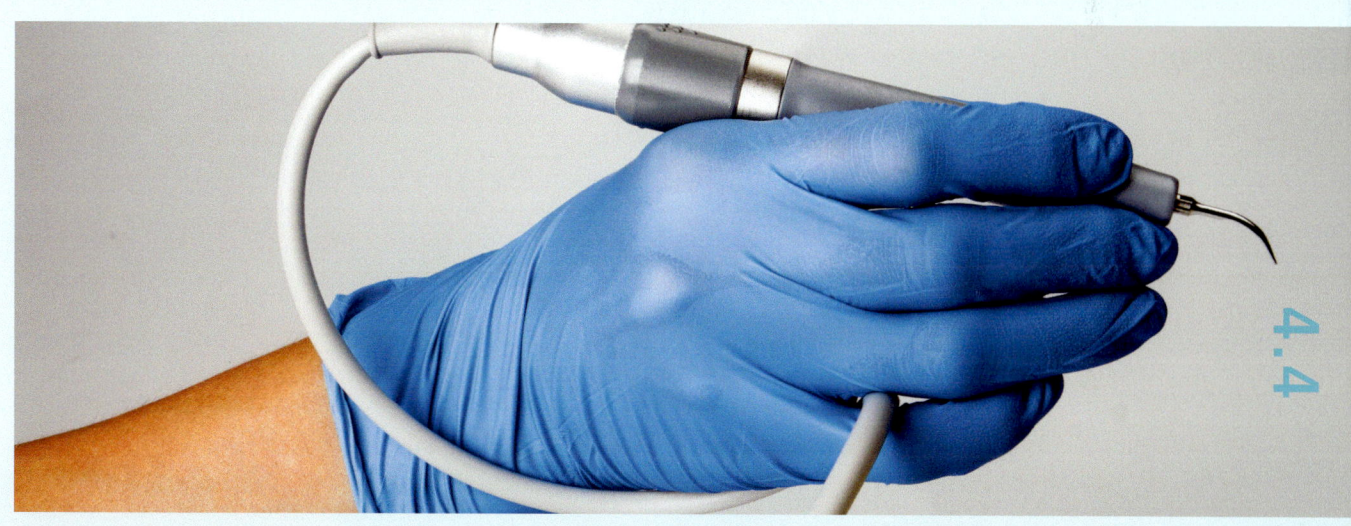

figuur 4.13a en b Een voorbeeld van hoe een slang vastgehouden kan worden om het contragewicht van de slang op te vangen.

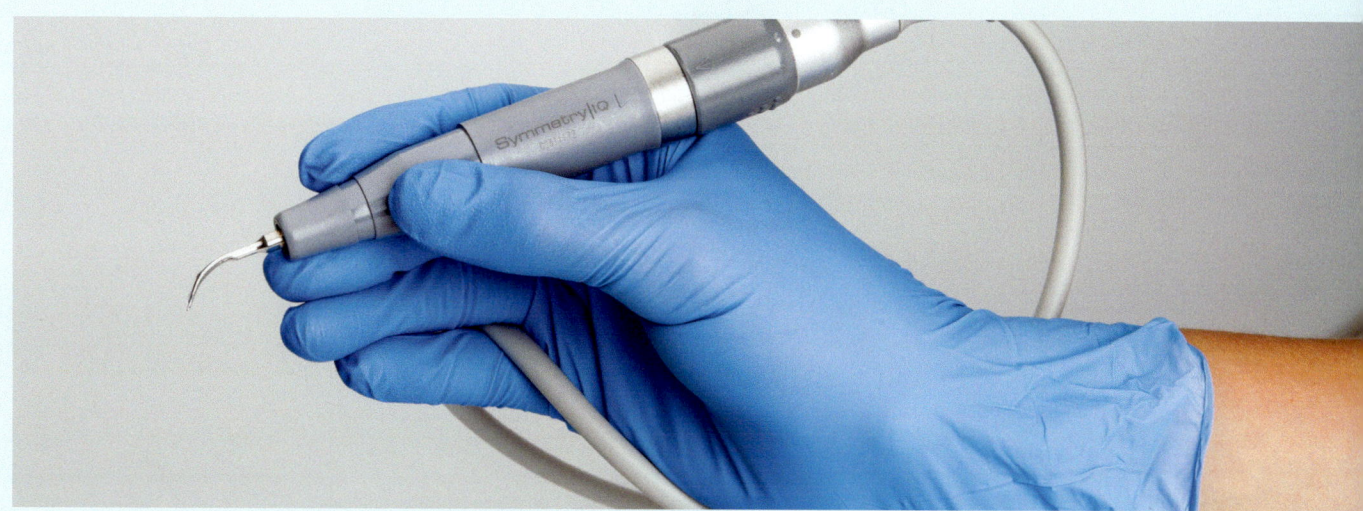

ERGONOMIE EN BEHANDELSYSTEMATIEK MET MECHANISCHE SCALERS

hoofdstuk 5

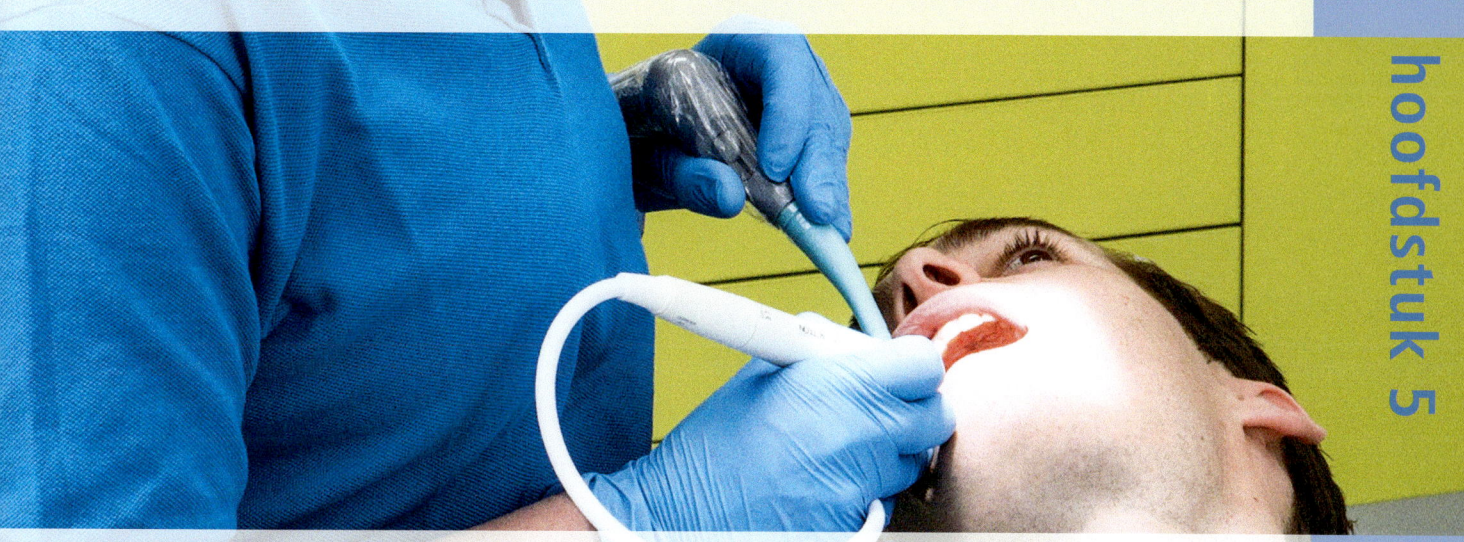

5.1 Ergonomie
5.2 Behandelsystematiek
5.2.1 Parodontitis patiënt
5.2.2 Nazorg/gingivitis patiënt
5.2.3 Instrumentatie
5.3 De ontwikkelingen

5.1 Ergonomie

De ergonomie is het vakgebied dat zich bezighoudt met de vraag hoe mensen hun werkzaamheden het best kunnen uitvoeren, daarbij rekening houdend met een zo laag mogelijke lichamelijke en psychische belasting.

Tandheelkundige werkzaamheden zijn veelal belastend voor het muscoloskeletale systeem. Dit komt waarschijnlijk door het grote aantal routinematig herhaalde bewegingen. Uit onderzoek blijkt dat tandheelkundestudenten al vanaf hun derde studiejaar last hebben van hun nek, rug en polsgewricht (JADA 2005). Langdurig statisch werken en intensief gebruik van instrumentarium ligt hier vaak aan ten grondslag.

Door de vereiste concentratie voor het werk worden pijnprikkels van het lichaam niet geregistreerd en heeft men de neiging om passief en zonder spierspanning aan de stoel te zitten. Een goed gebruik van het lichaam qua houding en coördinatie vergt kennis en bewustwording van de ergonomische houding.

Ergonomie en een goede behandelsystematiek zijn daarom belangrijk om een behandeling succesvol te laten verlopen. De juiste werkhouding, positie van de patiënt en zicht op het werkgebied geeft een groter uithoudingsvermogen, een hoger concentratieniveau en minder fysieke belasting voor lichaam en geest.

Een juiste werkhouding heeft de volgende uitgangspunten:

- De kniehoek is ongeveer 110° waarbij de onderbenen loodrecht en beide voeten plat op de vloer staan.

- Het bekken bevindt zich in de middenstand zodat de wervelkolom goed gestrekt hierboven is opgebouwd.

- De lichte holle stand van de onderrug blijft bestaan precies zoals de rug is als men staat.

- Het bovenlichaam wordt zoveel mogelijk rechtop gehouden en slechts licht naar voren gebogen (max 10-20°).

- De bovenarmen hangen losjes naast het bovenlichaam en onderarmen worden niet meer dan 25° omhoog geheven boven een horizontaal vlak.

- De handen zijn in het polsgewricht licht gebogen evenals de vingers, zonder deze te overstrekken.

- Het hoofd wordt niet meer dan 25° naar voren gebogen. De kin blijft iets bij de borst.

- De afstand tussen de ogen en het werkveld bedraagt ongeveer 25-35 cm.

- De uurpositie van de behandelaar bevindt zich voor rechtshandigen tussen de 9.00 uur en 13.00 uur (figuur 5.1) en voor linkshandigen tussen 15.00 en 11.00 uur.

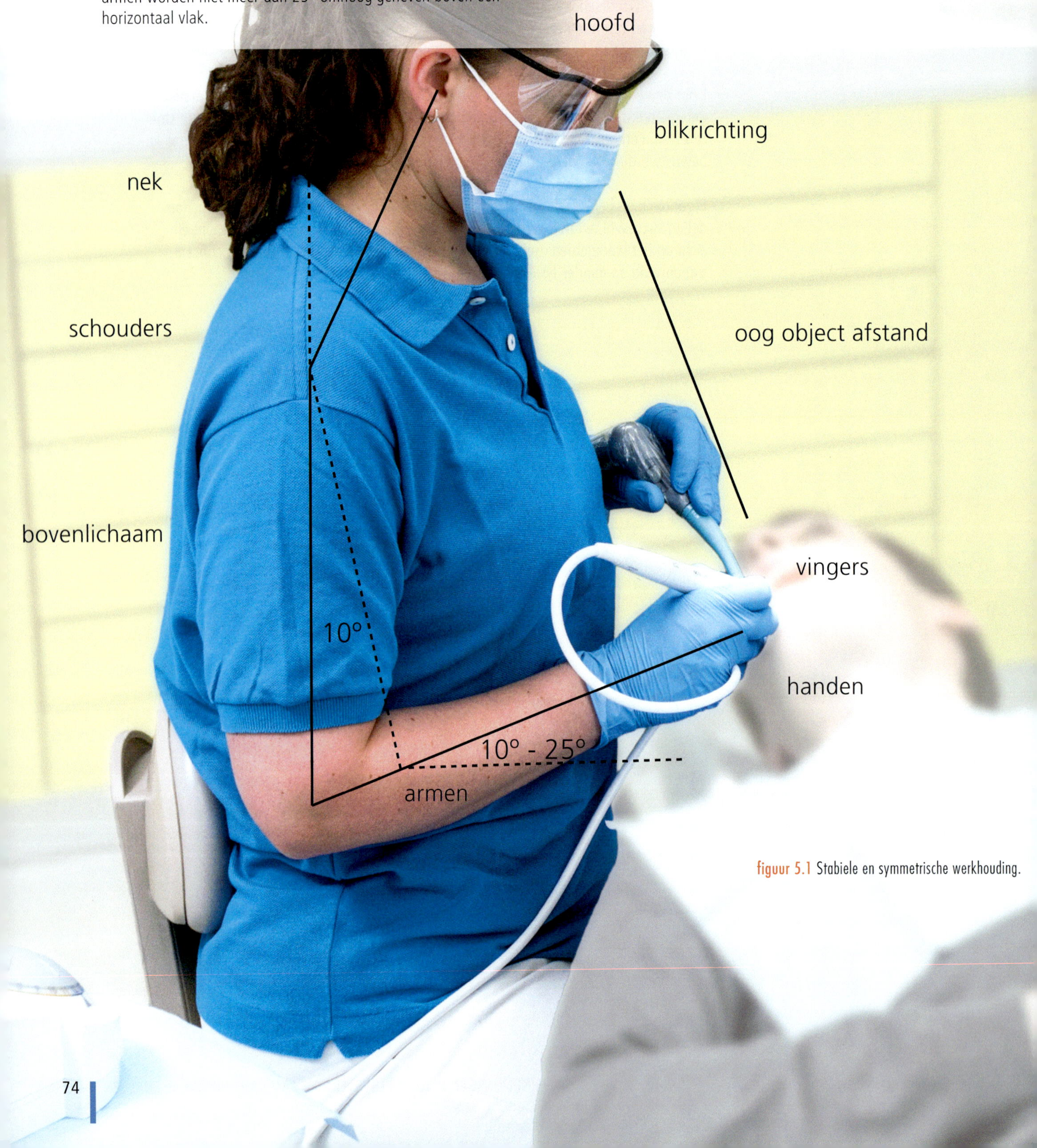

figuur 5.1 Stabiele en symmetrische werkhouding.

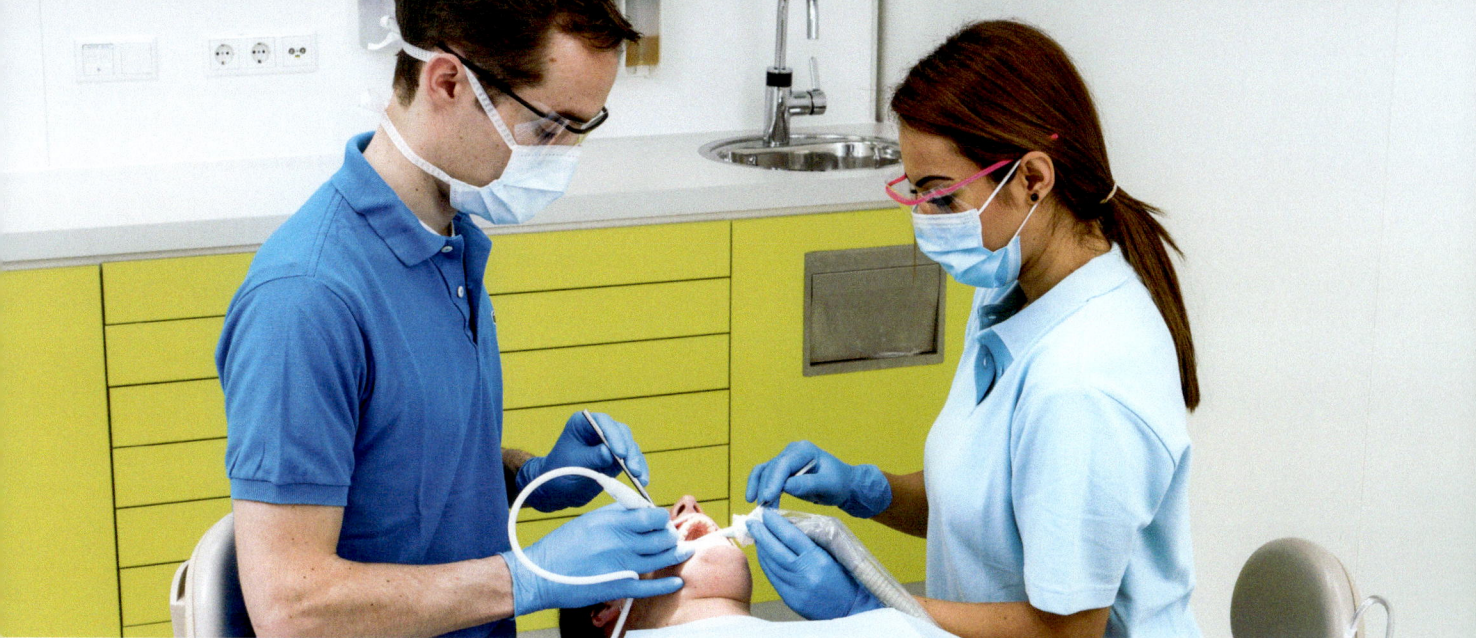

figuur 5.2 Behandeling met assistentie. De assistent zit recht tegenover de behandelaar.

Zoals in het vorige hoofdstuk aangegeven is het, vanwege de waterkoeling benodigde afzuiging, soms lastig met een afzuiger en/of spiegel ergonomisch te werken. Het kan wenselijk zijn met een assistent te werken om zo een stabiel en ontspannen houding te bewerkstelligen (figuur 5.2).

In tegenstelling tot het behandelen met handinstrumentarium, is het behandelen met mechanische scalers minder op kracht en meer op kleine en fijne motoriek gebaseerd. Dit betekent dat een langere tijd in één positie dezelfde bewegingen worden uitgevoerd, wat een statische en mindere actieve houding tot gevolg heeft. Het wisselen van de houding voorkomt dat bepaalde spiergroepen worden overbelast. Er zal een balans moeten worden gevonden tussen efficiënt werken en ergonomisch werken. Voor de ontspanning van de gewrichten en spieren is het raadzaam regelmatig van uurpositie te veranderen.

5.2 Behandelsystematiek

Net zoals bij de keuze van instrumentarium wordt er wat betreft de systematiek met mechanische scalers onderscheid gemaakt tussen de actieve fase bij gingivitis patiënten, de actieve fase van initiële professionele gebitsreiniging bij paro-patiënten en gebitsreiniging in het kader van parodontale nazorg (figuur 5.3). Onafhankelijk van de systematiek en methode van instrumentatie moet de behandelaar, om een pocket zorgvuldig te kunnen reinigen, goed op de hoogte zijn van de pocket, topografie en wortelanatomie. Het is daarom essentieel om voor de behandeling een nauwkeurige parodontiumstatus te maken waarop pocketdieptes en furcatieanatomie zijn aangegeven. Daarnaast moeten er voldoende röntgenfoto's beschikbaar zijn; bij voorkeur een volledige röntgenstatus. Daarmee kan de behandelaar zich een beeld vormen van de pocket tijdens de behandeling.

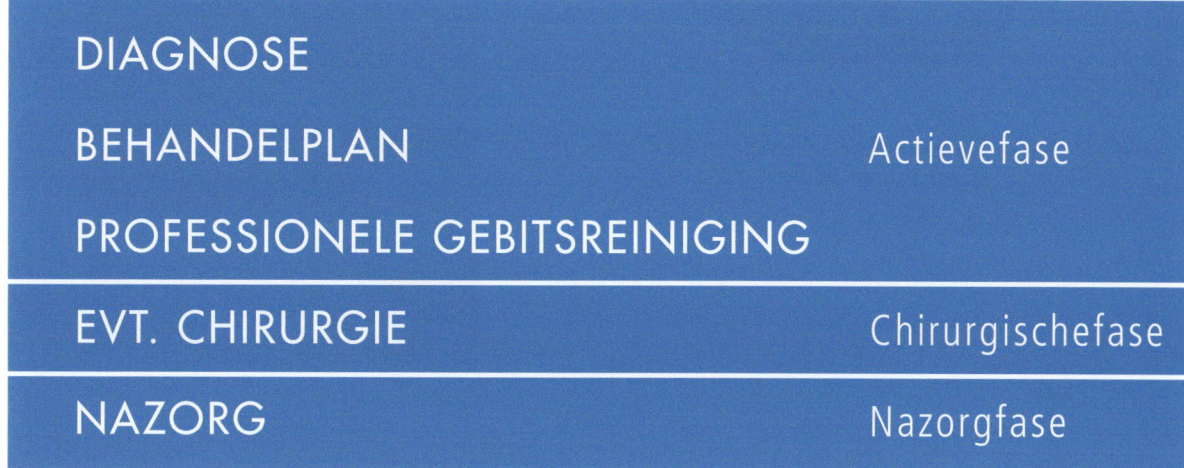

figuur 5.3 (Ultra)sone instrumenten worden ingezet als onderdeel van de totale aanpak binnen een goed behandelplan.

5.2.1 Parodontitis patiënt

Voor een efficiënte, professionele supra- en subgingivale gebitsreiniging bij een paro-patiënt is het verstandig de mond in vier gebieden (kwadranten) te verdelen. Het is ongewenst eerst globaal de gehele mond subgingivaal te reinigen en later grondiger aan het werk te gaan. Een pocket moet vanaf de bodem worden gereinigd. Als er plaque en/of tandsteen in het apicale deel van de pocket achterblijft terwijl het marginale gedeelte van het parodontium gezonder wordt, kan dat tot gevolg hebben dat het ontstekingsexsudaat niet meer in voldoende mate kan afvloeien. Er bestaat dan een risico op abcesvorming. Bovendien is instrumenteren bij een pocket waar de gingiva door het genezingsproces van het marginale deel alweer strak om het gebitselement ligt lastiger. Het is voor het comfort van de patiënt aan te raden om de reiniging van diepe ontstoken pockets onder lokale anesthesie uit te voeren. Door te werken per kwadrant kan de supra- en subgingivale gebitsreiniging voor dat specifieke gebied in één zitting optimaal worden uitgevoerd en is het makkelijker om te werken met lokale anesthesie.

Men kan beginnen in het eerste kwadrant, maar dat mag natuurlijk ook elk ander kwadrant zijn. Hier zal als voorbeeld een initiële behandeling in het eerste kwadrant worden weergegeven. Aangezien de initiële behandeling een intensief en tijdrovend werk is, met veel herhaalde bewegingen, is het aan te bevelen om regelmatig van uurpositie te veranderen zoals hier wordt behandeld.

De systematiek zoals nu verder aangegeven betreft het werken voor rechtshandigen. Voor linkshandigen kan deze gespiegeld worden (figuur 5.4.1).

Soms werkt de tip zich approximaal vast waardoor de vibratie bijna volledig verdwijnt. Voorzichtig losmaken en opnieuw proberen is het devies (figuur 5.5).

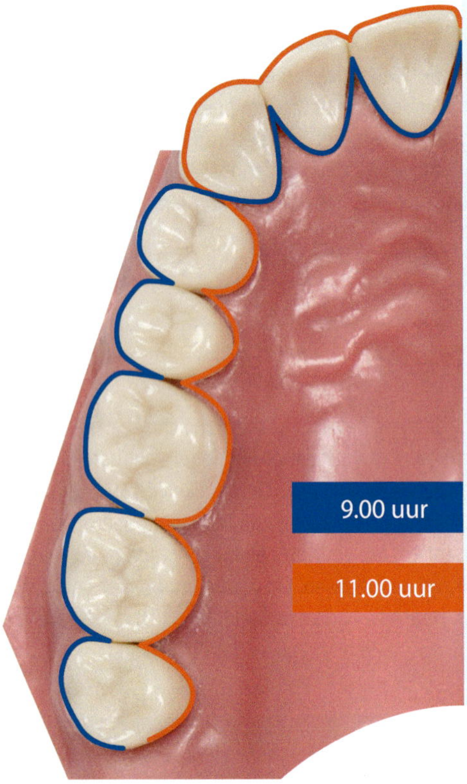

figuur 5.4.1 Een schematische weergave van de uurposities van de voorgestelde behandelsystematiek bij een parodontitis patiënt.

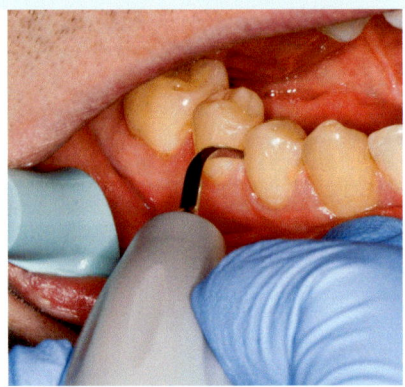

figuur 5.5

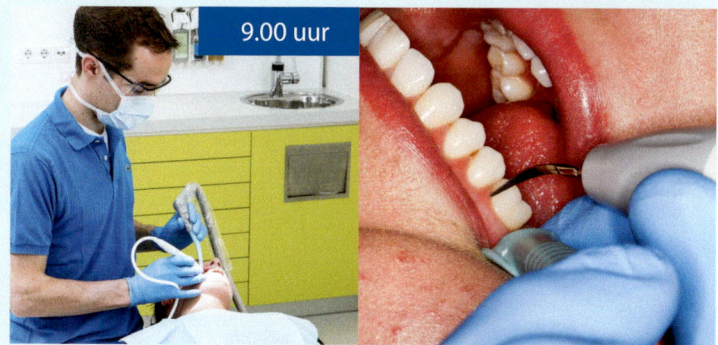

figuur 5.4.2

figuur 5.4.3

Start de behandeling in het eerste kwadrant aan de buccale zijde vanaf het distale vlak van de laatste molaar richting het vrije vlak aan de buccale zijde van deze molaar. Neem plaats in de 9-uur positie en draai het hoofd van de patient iets van de behandelaar af.
Ga door naar het mesio-approximale vlak. Daarop volgend bij het buurelement vanuit het disto-approximale vlak via het vrije vlak naar de mesio-approximale zijde (figuur 5.4.2).

Pas de hoek die het handstuk maakt met het tandoppervlak steeds zodanig aan dat de tip met de zijkant (tangentieel) wordt toegepast (figuur 5.4.3).

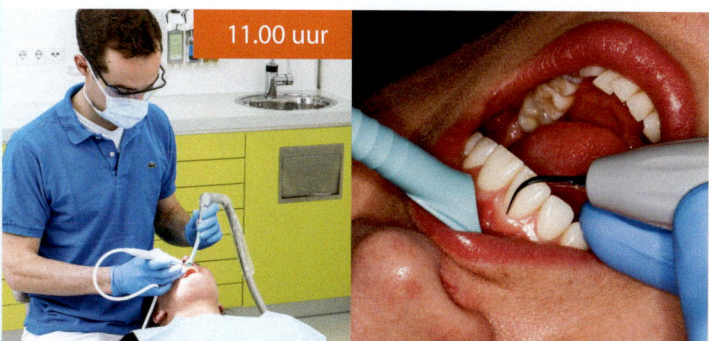

figuur 5.4.4

figuur 5.4.5

Bij het front wordt van positie veranderd naar 11-uur positie en wordt het hoofd terug in rechte positie gedraaid. Werk zo verder per element tot de mediaanlijn (figuur 5.4.4 en 5.4.5).

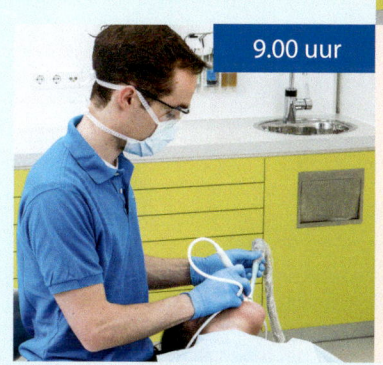

figuur 5.4.6

Daarna wordt bij het front palatinaal vanaf de middenlijn naar het distale vlak van de cuspidaat gewerkt. Dit kan met direkt zicht worden uitgevoerd, waarbij de 9-uur positie wordt ingenomen en het hoofd van de patiënt naar achteren, en van de behandelaar wordt weggedraaid (figuur 5.4.6).

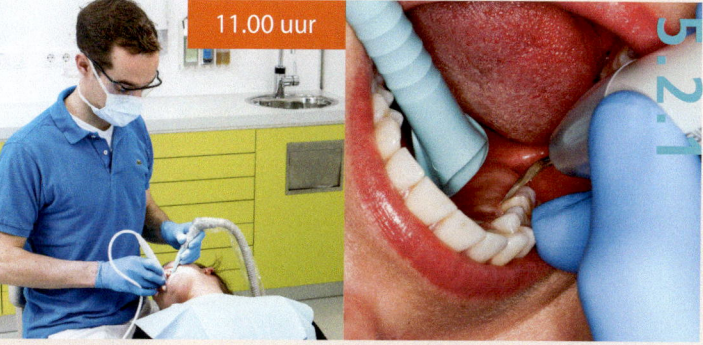

figuur 5.4.9

figuur 5.4.10

Om de palatinale vlakken van de molaren te bereiken wordt het hoofd van de patiënt iets naar de behandelaar toe gedraaid, zodat de tip met de zijkant toegepast kan worden. Op deze wijze heeft de behandelaar een zo goed mogelijke positie om de tips op de juiste manier te gebruiken (figuur 5.4.9 en 5.4.10).

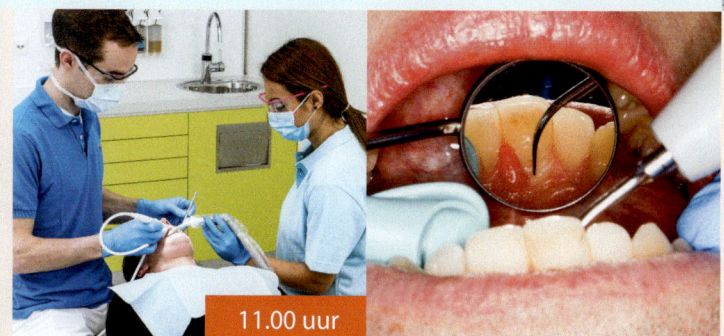

figuur 5.4.7

figuur 5.4.8

Er kan ook met indirect zicht worden gewerkt. In dat geval kan de 11-uur positie gehandhaafd worden. (figuur 5.4.7 en 5.4.8)

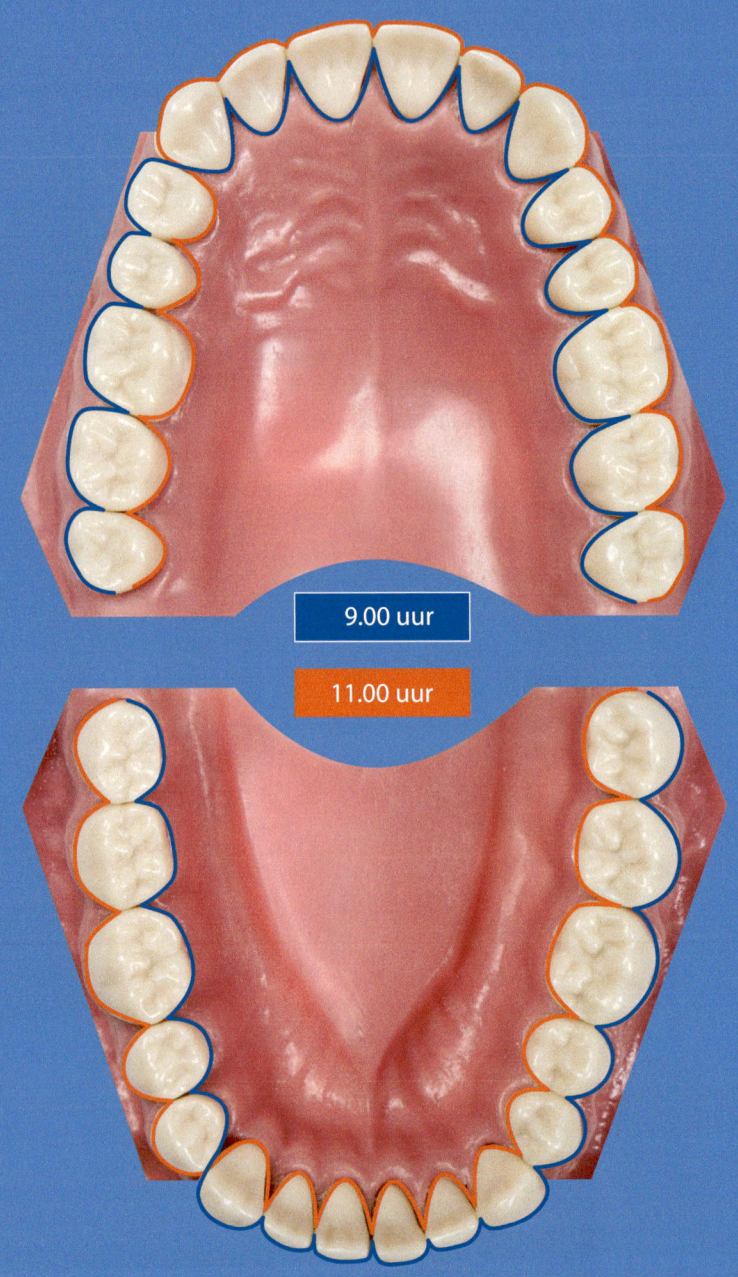

figuur 5.6 Een schematische weergave van de uurposities van de voorgestelde behandelsystematiek bij een nazorg/gingivitis patiënt.

5.2.2 Nazorg/gingivitis patiënt

Voor de supra- en subgingivale gebitsreiniging van de gehele mond in één sessie, in het kader van parodontale nazorg of bij een gingivitis patiënt, is een bepaalde systematiek gewenst. Een goede optie is als volgt (figuur 5.6 en figuur 5.7.1-4): voor de bovenkaak.

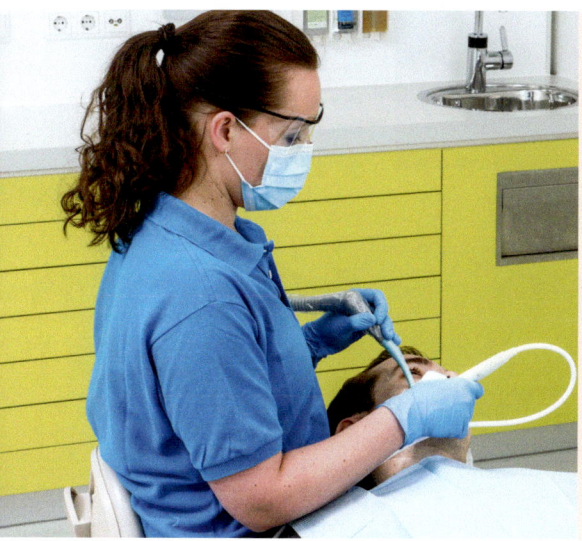

figuur 5.7.1

Start de behandeling in het eerste kwadrant aan de buccale zijde vanaf het distale vlak van de laatste molaar in de 9-uur positie. Werk over het vrije vlak aan de buccale zijde naar de mesio-approximale zijde van deze molaar. Daarop volgend bij het buurelement vanuit het disto-approximale vlak via het vrije vlak naar de mesio-approximale zijde en zo verder tot de 13.

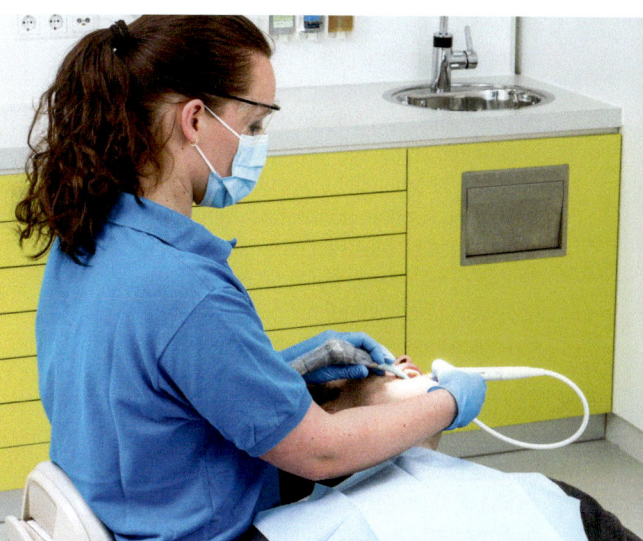

figuur 5.7.2

Werk nu, met het hoofd van de patiënt in ongeveer dezelfde positie, vanaf de 13 palatinaal en approximaal verder tot en met de distale zijde van de laatste molaar in het tweede kwadrant.
Er kan als alternatief ook vanaf de disto-palatinale zijde van de laatste molaar in het tweede kwadrant naar de 13 worden toegewerkt.

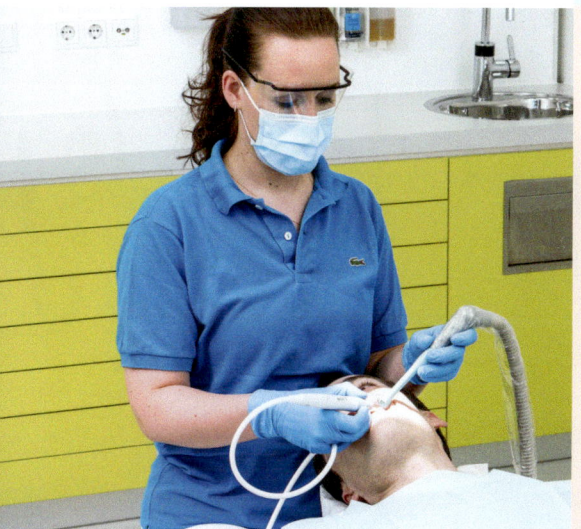

figuur 5.7.3

Vervolgens wordt het hoofd van de patiënt naar de behandelaar gedraaid en kan men in de 11.00 uur positie vestibulair van de distale zijde van de laatste molaar in het tweede kwadrant doorwerken tot aan de de mesiale zijde van de 24. Het hoofd wordt nu in een rechte positie gedraaid en kan het front vestibulair worden behandeld.

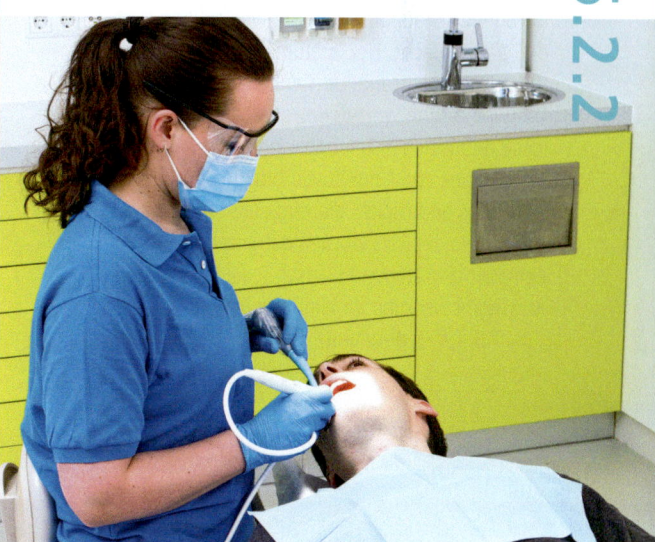

figuur 5.7.4

Daarna wordt met het hoofd naar de behandelaar toegedraaid in 10.00/11.00 uur positie via palatinaal van de 14 naar de distale zijde van de laatste molaar in het eerste kwadrant gewerkt. Voor de onderkaak geldt eenzelfde methodiek. Door vast te houden aan een consequente systematiek wordt de kans op het overslaan van gebieden vermeden en worden alle oppervlakken van de gebitselementen grondig gereinigd.

5.2.3 Instrumentatie

Tijdens de instrumentatie is de punt van de tip vrijwel altijd naar apicaal gericht (figuur 5.8a en b). Dat is op zich niet zo moeilijk aan vestibulaire en linguale zijdes, maar veel minder makkelijk toegankelijk zijn de approximale vlakken. De tip wordt dan enigszins schuin de approximale ruimte ingedraaid (figuur 5.9a en b). Probeer zoveel mogelijk contact te houden met het tandoppervlak, dit voorkomt dat de patiënt een stuiterend gevoel ervaart van een tip die weer tegen het element wordt gebracht. Al 'vegend' worden horizontale overlappende bewegingen en heen- en weergaande bewegingen gemaakt waarbij de tip ongeveer een hoek van 15 graden (of minder) met het oppervlak maakt. De eerste 2-3 mm volgend op de punt van de tip dienen ook contact te houden met het oppervlak. Deze beweging kan worden afgewisseld met een overlappende, op -en neergaande beweging (sonderend als het ware) (figuur 4.7a en b).

Approximaal kan als compromis een schuine beweging worden gemaakt. Sowieso helpt het om tandsteen los te maken door vanuit verschillende richtingen het element te benaderen. De tip moet continue in beweging zijn maar de beweging om plaque en tandsteen te verwijderen is bij voorkeur niet te snel. Om hierna een oppervlak gladder te maken helpt het soms om met snellere, lichte bewegingen over het oppervlak te gaan (dit wordt ook wel de 'vibrato' beweging genoemd). De punt mag nooit loodrecht op het element worden gezet omdat daarmee iatrogene schade aan het tandweefsel kan worden aangebracht. Het instrumenteren van de furcaties gebeurt met de slankere gebogen tips. De twee of drie wortels worden als het ware als losse gebitselementen behandeld binnen de systematiek zoals hierboven beschreven. Als al deze 'tips and tricks', die nog eens samengevat staan in kader 5.1, worden gehanteerd, kan een zeer bevredigend klinisch resultaat worden verkregen waarvan de klinische plaatjes in figuur 5.10a-d getuigen.

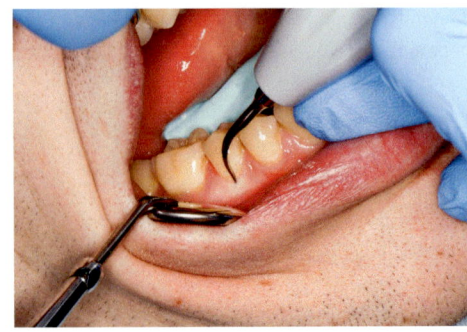

figuur 5.8a De tip wordt in eerste instantie horizontaal 'vegend' heen en weer bewogen, werkend vanaf de bodem van de pocket (vestibulair aanzicht).

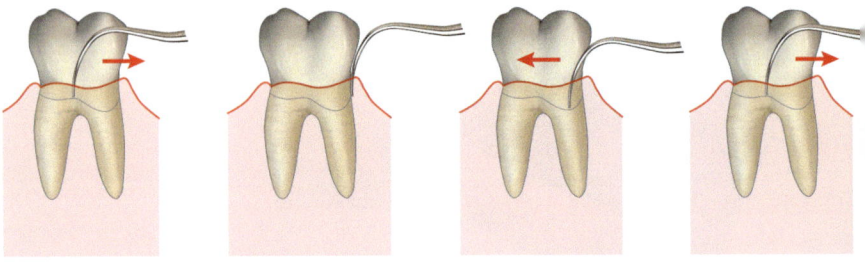

figuur 5.8b

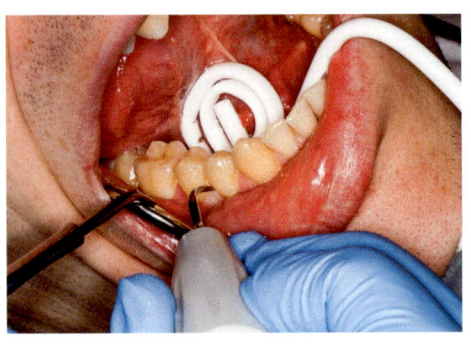

figuur 5.9a Approximale bereikbaarheid is vaak lastiger vandaar dat de tip schuin ingebracht kan worden maar bij voorkeur met de punt wijzend naar apicaal.

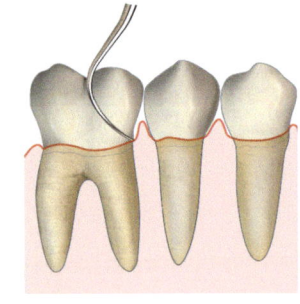 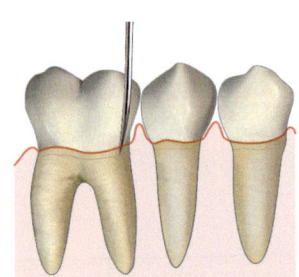

figuur 5.9b

figuur 5.10 Klinische resultaten met een ultrasone scaler.

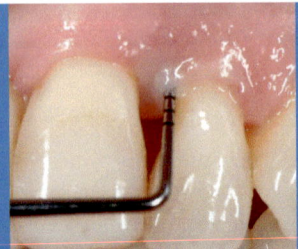 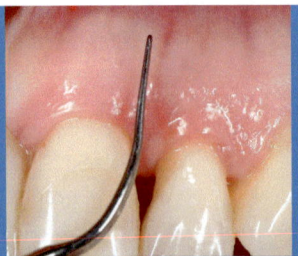 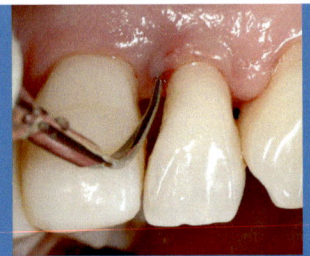 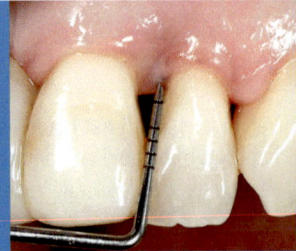

figuur 5.10a
Pocket van 8 mm mesiaal van de 22.

figuur 5.10b
De tip geeft aan op welke diepte gereinigd moet worden.

figuur 5.10c
Na het geven van lokale anesthesie is de tip in de pocket ingebracht en is het worteloppervlak gereinigd.

figuur 5.10d
Vier maanden na ultrasone reiniging en een goede mondhygiëne instructie heeft er een pocketreductie van 4 mm plaatsgevonden.

Kader 5.1 Richtlijnen voor gebruik van ultrasone apparatuur:

- Check medische anamnese op contra-indicaties.
- Gehoorapparaten uitzetten.
- Maak op grond van de pocket/parodontiumstatus een systematisch plan van aanpak.
- Patiënt voor de behandeling 1 minuut met chloorhexidine laten spoelen.
- Gebruik genoeg koelwater om oververhitting van het instrument en het tandoppervlak te voorkomen.
- Gebruik de waterknop om de juiste hoeveelheid koeling in te stellen. De tip moet een nevel van water produceren zonder dat er heel veel druppels afvallen.
- Power-instelling op 'gemiddelde' of 'lage' stand.
- Neem het handvat in de pengreep of gemodificeerde pengreep.
- Plaats de tip tegen het tandoppervlak onder een hoek van ongeveer 15 graden.
- Houd de tip zoveel mogelijk parallel aan de lengte-as van het element.
- Plaats de zijkant van het instrument tegen het tandoppervlak (niet de punt).
- Gebruik voornamelijk de zijkant van de tip met de punt gericht naar apicaal.
- Gebruik nooit de punt.
- Gebruik een continue overlappende heen- en weergaande, 'vegende' beweging.
- Gebruik weinig kracht.
- Met de dunne (slanke) tips is de 'vegende' beweging langzamer dan met de dikkere types.
- Draai het handstuk tussen de vingers om een juiste positie te krijgen bij het werken op de verschillende locaties in de mond.
- Gebruik een mondmasker en beschermbril tijdens het werk.
- Gebruik een nevelzuiger om de aerosol te minimaliseren.
- Nevelzuiger niet te dicht bij de tip van de scaler houden zodat de koeling niet teveel wordt weggezogen.
- Stop zo nu en dan om de mond droog te zuigen.
- Controleer of het oppervlak goed is gereinigd met een pocketsonde of met de tip als de ultrasone trilling is uitgeschakeld.
- Gebruik geen ultrasone apparatuur bij patiënten met een pacemaker zonder daarbij de cardioloog te hebben geconsulteerd.
- Spoel het apparaat voor gebruik goed door (±2 minuten) om de bacteriële contaminatie van de leiding en het waterreservoir te minimaliseren.
- Ultrasone apparatuur moet niet worden gebruikt bij porseleinen restauraties.
- Gebruik een ultrasone scaler slechts kortdurend op gecementeerde restauraties.

5.3 De ontwikkelingen

Voor de piëzo-elektrische scaler zijn er tegenwoordig handstukken waarbij de tip verlicht wordt (figuur 5.11). Sommige auteurs adviseren om te werken met een loep met een vergroting van twee tot drie keer. Hierdoor heeft de behandelaar nog beter zicht op het werkveld.

Een ontwikkeling die nog in de kinderschoenen staat, is dat er een fiberoptiek aan de mechanische scaler wordt bevestigd om het tandoppervlak te verlichten en visueel te inspecteren. Nadat de papillen enigszins zijn losgeprepareerd om de instrumentatie te vergemakkelijken, wordt met een mechanische scaler het worteloppervlak grondig gereinigd. Twee onderzoeken rapporteren positieve resultaten. Behandeling met de sonische scaler met fiberoptiek en reflectie van de papil werd vergeleken met een normale 'gesloten' instrumentatie zonder verlichting. De nieuwe instrumentatiemethode gaf een significant betere reiniging. Na behandeling was er bij 'gesloten' scaling nog 5% tandsteen aanwezig en bij scaling met fiberoptiek nog 2%. Ter vergelijking waren controleoppervlakken voor 39% bedekt met tandsteen.

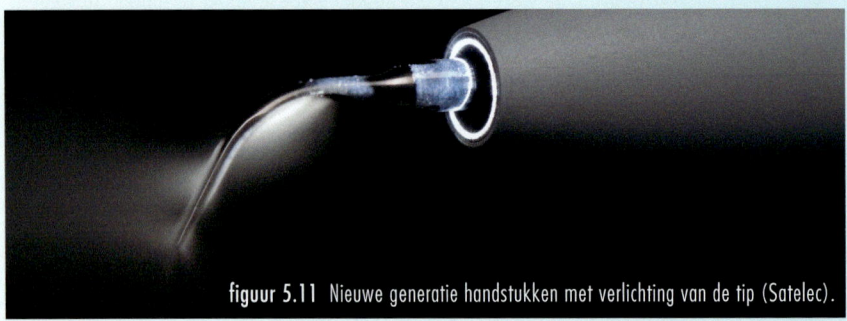

figuur 5.11 Nieuwe generatie handstukken met verlichting van de tip (Satelec).

Een andere ontwikkeling zijn de plastic en carbon fiber tips (figuur 5.12 - 5.14). Een in-vitro SEM-studie heeft laten zien dat plastic tips minder tandweefsel afnemen en een nog gladder oppervlak achterlaten dan een metalen tip, zelfs veel gladder dan na het gebruik van een curette en polijsten met een cupje en pasta. Daarom zijn ze bij uitstek geschikt in de nazorg en voor het reinigen van implantaten (Gagnot et al 1999).

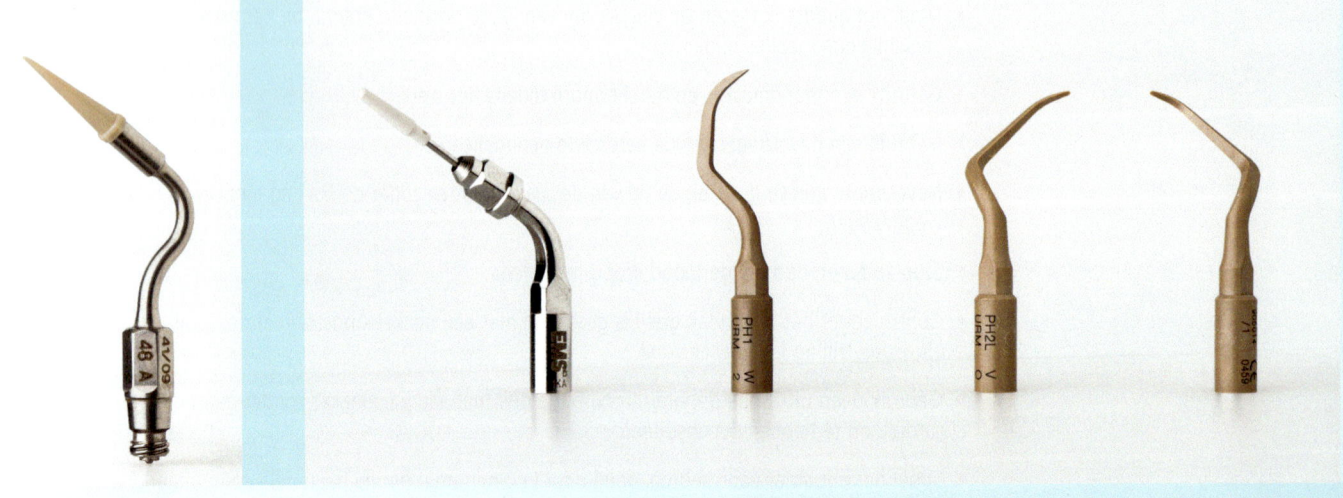

figuur 5.12 De SONICflex clean tip n° 48 voor het reinigen van implantaten.

figuur 5.13 De rechte plastic tip van EMS (PI-implant) die in de endochuck geplaatst moet worden.

figuur 5.14 De carbon-fiber tips van Satelec die er zijn in curette-achtige modellen (PH2L, PH1, PH2R).

Onder de mechanische scaler vormt de Vector van de firma Durr (figuur 5.14) een vreemde eend in de bijt van de piëzo-elektrische units. In beginsel is dit geen mechanische scaler maar een apparaat dat als doel heeft een ultrasone trilling over te brengen naar het subgingivale gebied. Door deze trilling te combineren met een 'abrasieve' of 'polijst' pasta wordt het tandoppervlak gereinigd zonder dat er direct contact tussen de tip en het oppervlak noodzakelijk is. Men gaat ervan uit dat de microstroming en cavitatie voldoende is. Er is nog onvoldoende onderzoek bekend dat deze aanname onderbouwt (Sculean et al. 2004). Wel kwam de fabrikant recent met een nieuw handstuk. Dit is wel een mechanische scaler en de werking is vergelijkbaar met de EMS en Satelec.
Een systematic review van Dagmar Else Slot (2008) komt na het beoordelen van de relevante beschikbare literatuur tot de conclusie dat de Vector net zo effectief is als conventionele ultrasone scalers, maar dat de behandeling wel significant meer tijd in beslag neemt.

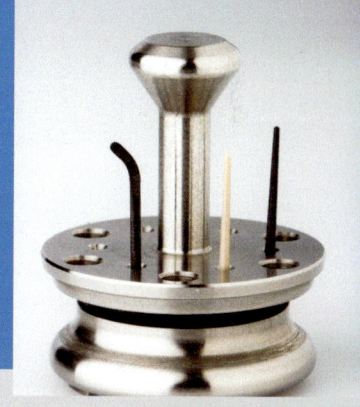

figuur 5.14 Vector ultrasone unit van de firma Durr met de metalen en kunststoffen inserts.

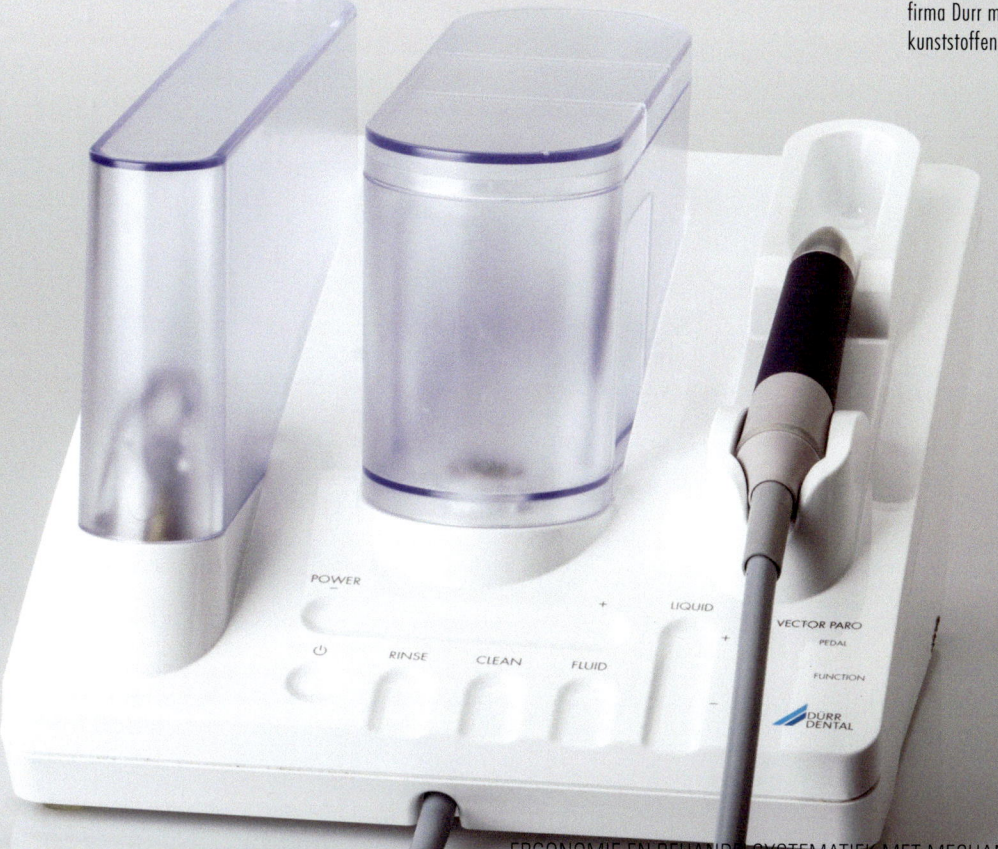

INDICATIEGEBIEDEN BUITEN DE PARODONTOLOGIE

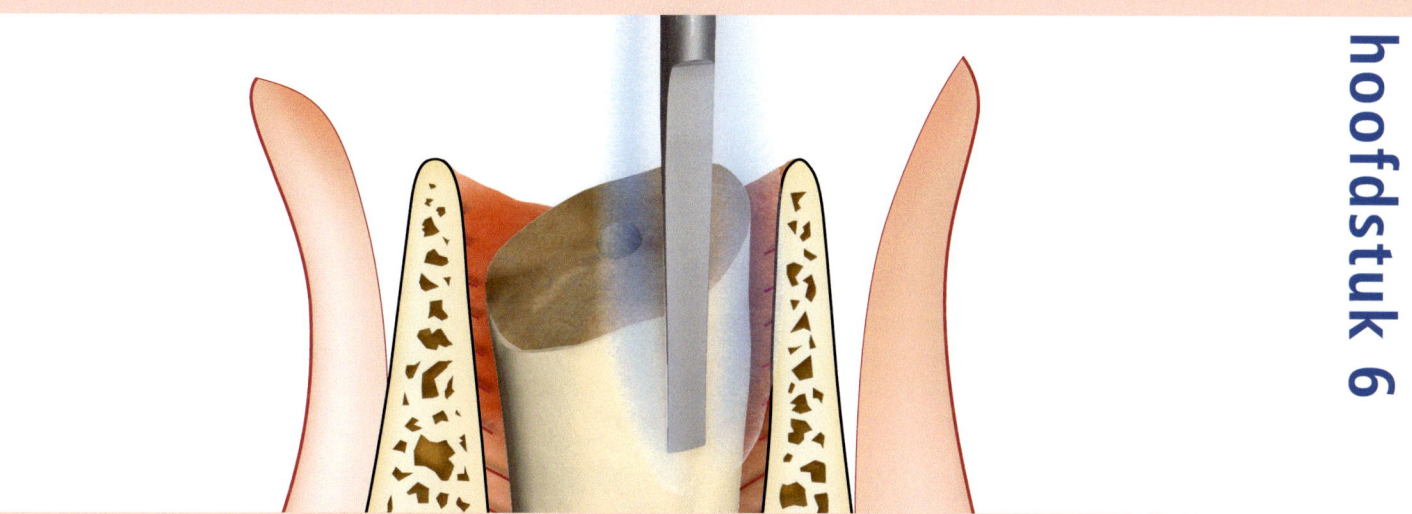

hoofdstuk 6

6.1 Uitharden van glasionomeer vulmateriaal
6.2 Caviteitpreparatie
6.3 Piëzo-Chirurgie
6.4 Air-Polisher

6.1 Uitharden van glasionomeer vulmateriaal

Glasionomeren hechten goed aan de tandstructuur, maar zijn in het vroege stadium van uitharding zwak en gevoelig voor slijtage. De volle sterkte wordt bij deze materialen pas na enige weken bereikt. Lichtuithardende glasionomeren en compomeren lossen een klein deel van deze problemen op, maar introduceren ook weer nieuwe problemen zoals een lagere slijtageweerstand. De nieuwste glasionomeren met een hoge vulgraad hebben een verbeterde druk en buigsterkte en een verhoogde slijtageweerstand. De slijtageweerstand van een volledig uitgehard glasionomeer is minstens zo goed als die van composiet. Met behulp van ultrasone apparatuur is het mogelijk om de uithardingstijd met 90% te verkorten en een aantal materiaaleigenschappen te verbeteren, waardoor het indicatiegebied van conventionele glasionomeren verder uitgebreid kan worden naar (pre)molaar gebied. De toepassing van ultrageluid, opgewekt door tandheelkundige ultrasoon apparatuur, zorgt ervoor dat glasionomeren binnen 20-40 seconden zijn uitgehard. De firma EMS en Satelec hebben voor dit fenomeen speciale tips ontwikkeld die de techniek gebruiksvriendelijk maken (figuur 6.1).

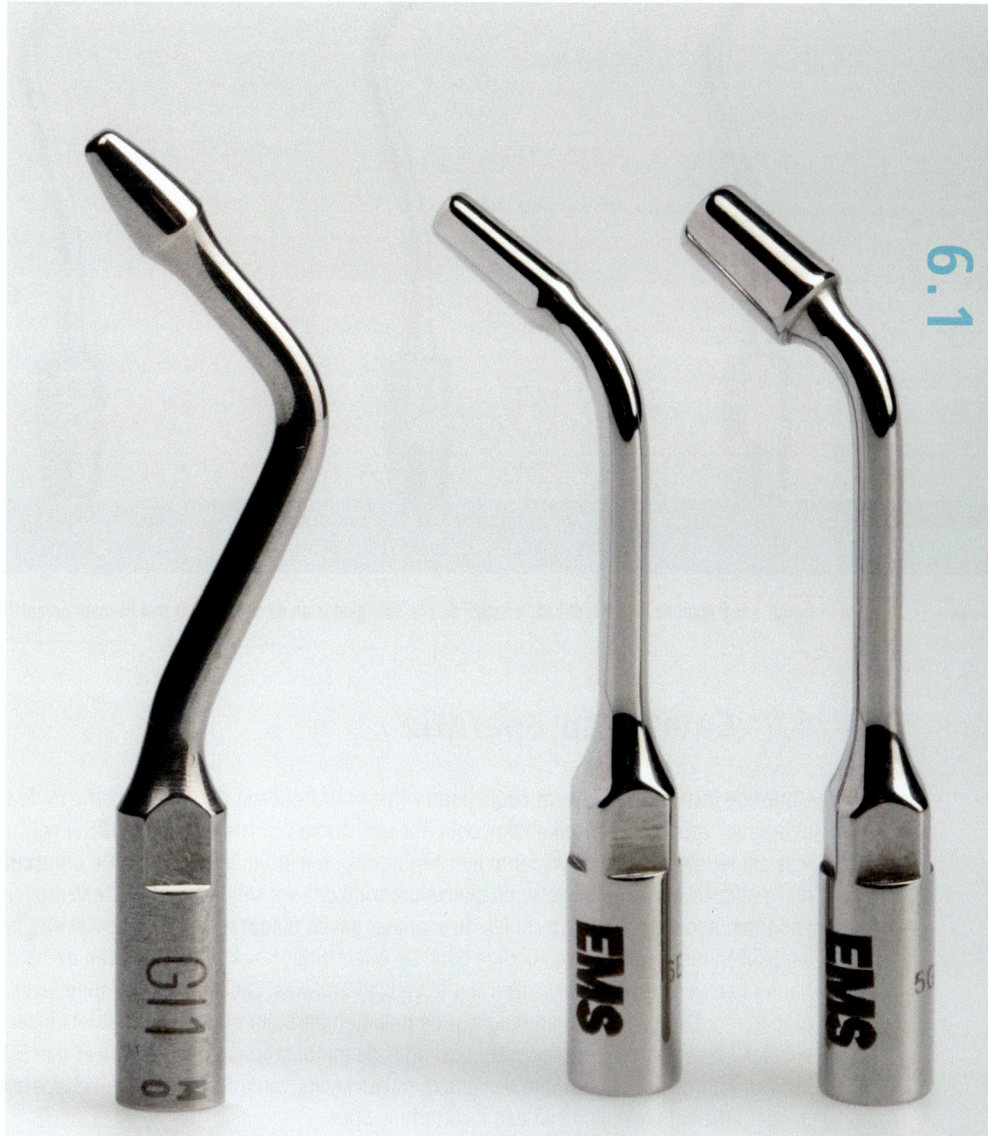

figuur 6.1 Glasionomeer uithardingstips van EMS (F,E) en Satelec (Gl 1).

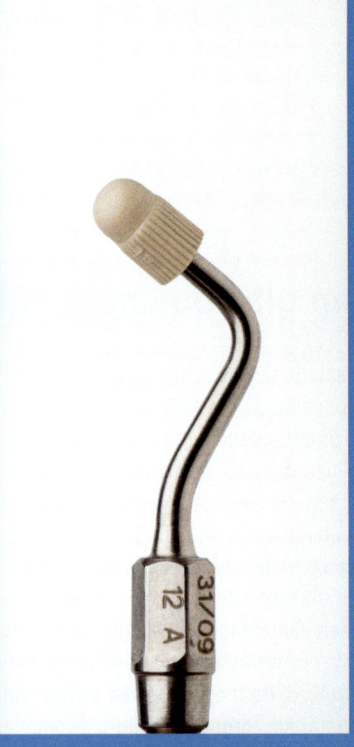

Recentere ontwikkelingen binnen het glasionomeeronderzoek hebben laten zien dat elke vorm van energietoevoeging tijdens het uithardingsproces zorgt voor een betere glasionomeer restauratie. Dit kan eventueel ook worden bereikt met een uithardingslamp met hoog vermogen.

Een andere toepassing van ultrasoon in de restauratieve tandheelkunde is bij het plaatsen van een inlay. Vergeleken bij het plaatsen met vingerdruk, zorgt de ultrasone trilling voor een betere verdeling van het composietcement en een dunnere cementlaag. De ultrasone trilling zorgt voor een verhoogde viscositeit van het cement waardoor de restauratie beter op zijn plaats komt (figuur 6.2).

figuur 6.2 Plastic insert nr 12 (Kavo) zorgt voor gelijkmatige verdeling van cement bij plaatsing van een inlay.

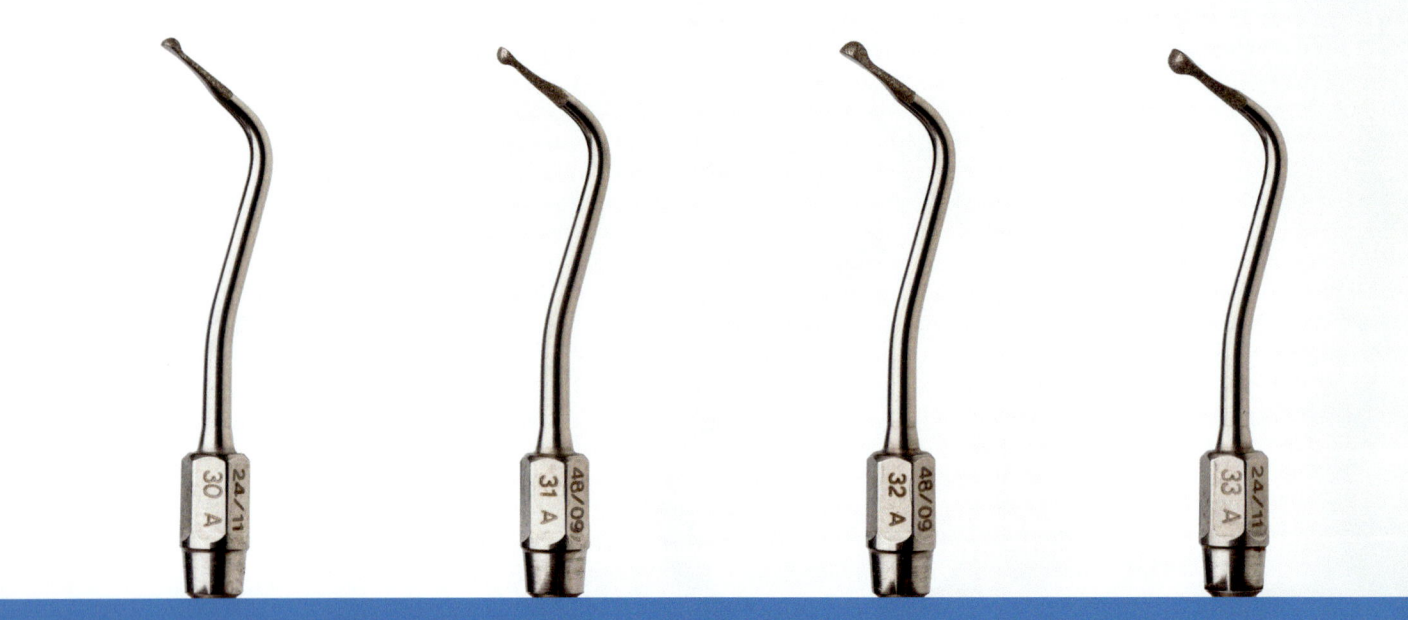

figuur 6.3 Preparatie inserts halfrond, waarvan de ene kant glad is en de andere kant met diamant gecoat (Kavo 30,31,32 en 33).

6.2 Caviteitspreparatie

Ultrasone instrumentatie werd begin jaren vijftig voor het eerst door de industrie in de tandheelkunde geïntroduceerd als alternatief voor de tandheelkundige boor. Uit een studie van Nielsen et al. (1955) was namelijk gebleken dat het mogelijk was om tandweefsel te verwijderen met een ultrasoon instrument (25 kHz). De ultrasone tip werd gecombineerd met een dikke abrasieve slurry van water en aluminiumoxide om het snijdende effect te verhogen. Onderzoek liet verder zien dat patiënten aan deze nieuwe techniek de voorkeur gaven omdat er sprake was van minder trillingen en minder lawaai vergeleken met een tandheelkundige boor. De effectiviteit bleek afhankelijk van de hardheid van het tandweefsel. Hoe harder het weefsel, hoe makkelijker het te verwijderen was. Zacht carieus dentine bleek moeilijk of onmogelijk te prepareren. Tijdens het prepareren stijgt de pulpatemperatuur evenveel of net iets meer dan tijdens het gebruik van een airrotor. Echter door voldoende waterkoeling is de temperatuurstijging niet meer dan 5.5°C en blijft daarmee onder de kritieke waarde. Indertijd stopte de verdere ontwikkeling van ultrasone caviteitspreparatie omdat het prepareren veel minder efficiënt bleek dan met een luchtturbine boor.

De laatste jaren ontstaat er echter toch langzaam weer belangstelling door modernere efficientere ultrasone instrumenten, nieuwe tipontwerpen en betere diamantcoating. Ook de aandacht voor minimaal invasieve tandheelkunde brengt ultrasoon prepareren meer naar voren, met een keuze uit veel kleine tips. Het feit dat zachte weefsels (gingiva) minder beschadigd worden is een voordeel van ultrasone instrumentatie. Moderne tipjes kunnen in hetzelfde handstuk gebruikt worden dat ook gebruikt wordt als mechanische scaler waardoor de ultrasone unit multifunctioneel is. Verder voordeel van ultrasoon prepareren is dat het approximale vlak van het buurelement niet beschadigd wordt doordat één kant van de tip glad is (figuur 6.3).Daardoor is het bijv. mogelijk om approximaal een tunnelpreparatie te maken zodat de randcrista intact gelaten kan worden. Ook blijkt dat preparen minder pijnlijk is en er minder vaak anesthesie nodig is. Het grootste nadeel van deze techniek is dat het meer tijd kost; ongeveer 4x zoveel tijd als met roterend instrumentatrium. Verder kan zacht carieus dentine beter met een ronde boor of excavator verwijderd worden.

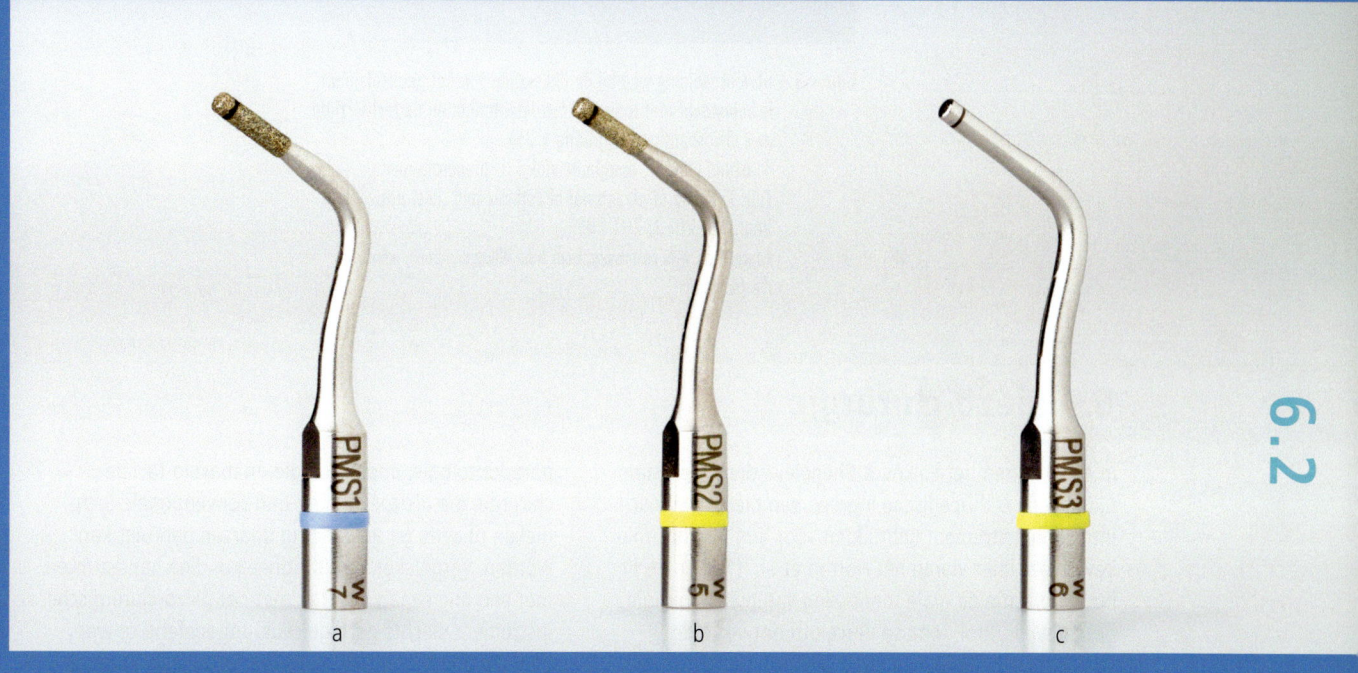

figuur 6.4 De preparatie inserts van Satelec (Het markeerpunt geeft 1 mm aan voor subgingivale preparatie).
a De PMS1 preparatie insert (diamantkorrel 76 μm);
b De PMS2 afwerking insert (diamantkorrel 46 μm);
c De PMS3 polijst insert (glad oppervlak).

Het gebruik van ultrasone tips om de randen van kroonpreparaties af te werken is een aantrekkelijke onwikkeling omdat daarbij de schade die ontstaat aan het parodontale weefsel minimaal is. Dit is nuttig in situaties waarin de esthetiek belangrijk is en gingivarecessie als gevolg van trauma door prepareren een vervelende complicatie zou zijn. Zeker bij mensen met een dun biotype van het tandvlees is het risico op recessie groot. Een prettig voordeel is dat ultrasone tips niet roteren waardoor er meer controle is tijdens de delicate afwerking van preparatieranden. Ultrasone tips zijn daarmee handig op plaatsen waar de toegankelijkheid beperkt is.
Afwerken gebeurt in een sequentie van tips die bekleed zijn met grove - tot fijnere diamant en als laatste zonder diamantcoating (figuur 6.4).
Deze ongecoate tip verwijdert restjes glazuur die niet ondersteund worden.

De frequentie van de trilling kan ook worden aangepast om de abrasieve activiteit van de tip te regelen om zo een gladdere afwerking te verkrijgen. De randen van een preparatie zien er na het gebruik van ultrasoon beter uit dan na het gebruik van roterend instrumentarium (figuur 6.5).

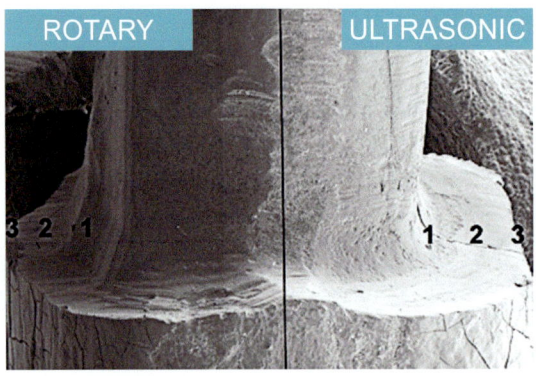

figuur 6.5 SEM afbeelding waarbij de linkerzijde van het gebitselement is behandeld met roterend instrumentarium en de rechterzijde met ultrasoontips (vergroting x 25)
1: axiaal vlak; 2: marginale vlak; 3: preparatierand.
(uit: P. Horne et al. Journal of Esthetic and Restorative Dentistry, 2012, 201-209).
Reproduced with permission from John Wiley and Sons, who owns the copyright.

6.3 Piëzo-chirurgie

In 1974 waren het Volkov & Shepeleva die als eersten tijdens een orthopedische ingreep een piëzo-electrisch ultrasoon instrument gebruikten voor hun botchirurgie. Zeven jaar later waren het Horton et al. (1981) die in hun publicatie de orale toepassing van piëzo-chirugie beschreven. Prof. Tomaso Vercelotti ontwikkelde samen met de Italiaanse firma Mectron (Italie) in 2001 de eerste piëzo-chirurgische tandheelkundige unit (piëzotoom) voor orale botchirurgie. De verschillen van deze unit ten opzichte van ultrasone scalers is de frequentie van de generator (figuur 6.6) en de massa, vorm en hardheid van de tips. Door gebruik te maken van een ultrasone frequentie van 25-29 kHz snijdt de tip wel door harde weefsels maar niet door de zachte weefsels. Om zacht weefsel te doorsnijden is namelijk een frequentie van 50kHz noodzakelijk. De power varieert van 2.8 tot 16 W en is gemiddeld 5W (ter vergelijking is een ultrasone scaler van 2 W).
De tip trilt met een microbeweging in een range van 60–200 µm waardoor er zeer nauwkeuring gewerkt kan worden. Desalniettemin kan, bijvoorbeeld door warmte ontwikkeling die ontstaat door de frictie van het piëzo-chirurgische instrument en het bot, wel beschadiging van het zachte weefsel ontstaan.
Piëzo-chirurgie is een relatief nieuwe techniek in de parodontologie, implantologie en maxillo-faciale chirurgie die als toevoeging aan conventionele technieken of zelfs ter vervanging daarvan gebruikt kan worden. Vergeleken met tandheelkundige handstukken met een microzaag hoeft er met het piëzo-chirurgische instrument slechts geringe druk uitgeoefend te worden. Dit zorgt voor een nauwkeurig snijvlak. Doordat het instrument verder selectief is voor hard weefsel worden de zachte weefsels relatief beschermd. Piëzo-electrische-chirurgie is daardoor minimaal invasief en vermindert het risico op beschadiging van belangrijke structuren zoals zenuwen en bloedvaten. Bij correct gebruik is het vrijwel onmogelijk om bijvoorbeeld door de Schneiderse membraan van de sinus maxillaris heen te gaan. Ten opzichte van roterend instrumentarium is het met een piëzo-chirurgisch instrument wel een andere manier van werken. Dit vraagt enige oefening en gewenning. Histomorphometrisch onderzoek heeft ook laten zien dat de wondgenezing beter verloopt (Vercelotti et al. 2005).
De diverse piëzo-chirurgische tips verwijderen het gemineraliseerde bot door het los te trillen. Afhankelijk van de mineralisatiegraad moet de 'power' van het apparaat en de koeling ingesteld worden om oververhitting door frictie te voorkomen.

Adequate koeling is belangrijk en draagt ook bij aan een schoon werkveld. Koeling wordt geleverd door een pompsysteem met een steriel infuusbestek waarbij de koelvloeistof bij voorkeur gekoeld is op 4°C.
De afgelopen tien jaar zijn er door diverse fabrikanten van ultrasone units ook piëzo-chirurgische units op de markt gebracht die als 'piëzotoom' voor diverse doeleinden worden gebruikt. Er kan een blokje bot uit bijvoorbeeld de kin of de ramus gezaagd en geoogst worden (figuur 6.7a-c) (Eggers et al. 2004). Verder kunnen er botpartikels mee afgeschraapt en verzameld worden. Het bot wordt door het instrument uit verzameld en daarna verwijderd. Andere specifieke indicaties in de orale chirurgie zijn het verwijderen van wortelresten of implantaten met minimaal trauma, derde molaar extractie, het splitsen van de botkam van de kaakwal, cyste verwijdering en zaagsnedes voor maxilla-faciale chirugie. Belangrijke indicatie is het prepareren van een luikje in de laterale wand van de sinus maxillaris om een sinusbodem elevatie uit te voeren. Sommige leveranciers leveren ook speciale tips om een orthograde sinuslift uit te voeren of een implantaatbed te prepareren (Summers 1994).

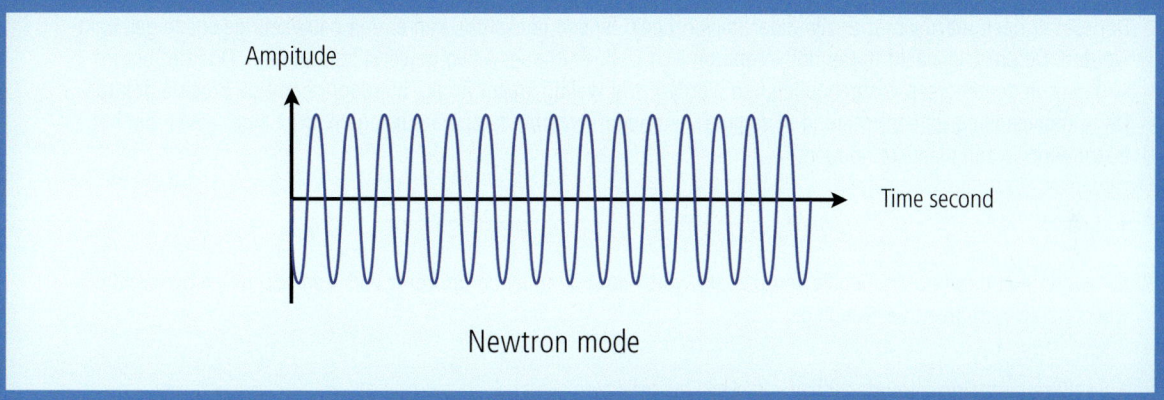

figuur 6.6 Verschil in trillingsmodus tussen een piëzo-ultrasoon scaler handstuk en een piëzo-chirurgisch handstuk.

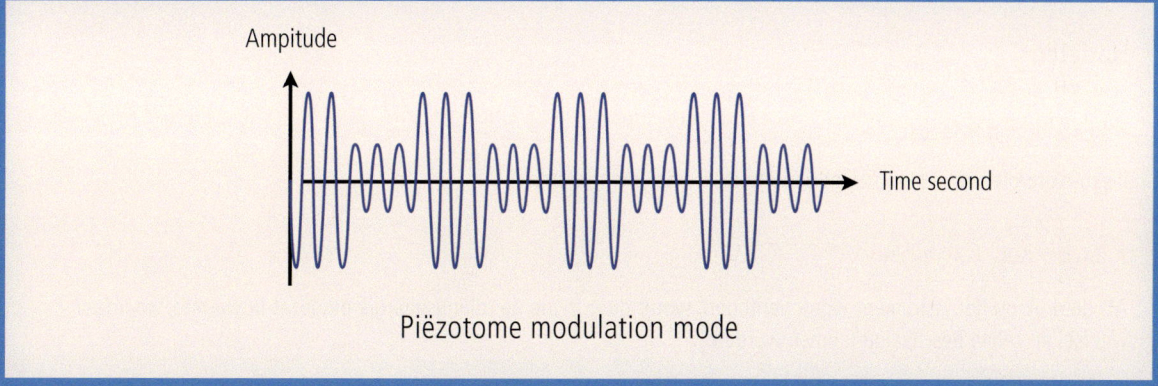

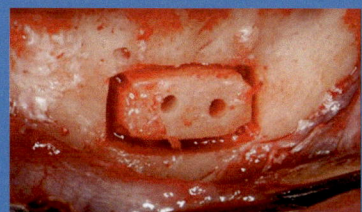

figuur 6.7a Prepareren botblok.

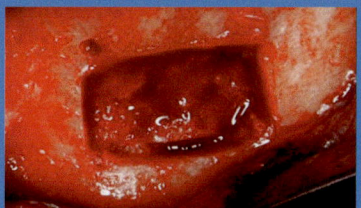

figuur 6.7b Na verwijderen botblok de donor plaats.

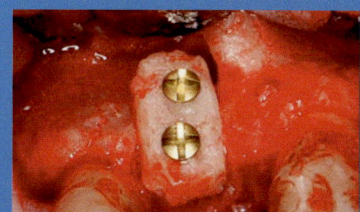

figuur 6.7c Botblok in positie.

Kader 6.1 De belangrijkste eigenschappen van het piëzo-chirurgische ultrasoonapparaat op een rij:

Voordelen:

♦ **Selectief snijden _ veiligheid voor het zachte weefsel**

Met een trillingsfrequentie van 29kHz is het mogelijk om door gemineraliseerd weefsel te snijden/zagen zonder dat het zachte weefsel wordt beschadigd. Als de 'power' wordt opgevoerd neemt de effecitiviteit toe, er zijn dan ook dikkere tips noodzakelijk waardoor de snede minder precies is. Het gebruik van de power op ongeveer 5W is een goed compromis tussen snelheid en precisie.

♦ **Micrometrisch snijden _ chirurgische precisie en intra-operatieve sensibiliteit**

Doordat er geen macrovibraties zijn (zoals bijvoorbeeld bij een hoekstuk), kan er een nauwkeurige snede gemaakt worden. De precisie maakt dat er ook in anatomisch lastige situaties veilig gewerkt kan worden. Doordat het instrument in de pengreep vastgehouden kan worden is er weinig kracht nodig, hierdoor neemt de precisie ook toe. Dit in tegenstelling tot een roterend of zagend instrument, waarbij de operateur tegenkracht moet geven om het instrument op zijn plaats te houden.

♦ **Cavitatie effect _ intra-operatieve zichtbaarheid (bloedvrij operatiegebied)**

Koelwater met daarin cavitatie, die veroorzaakt wordt door de trillende tip, zorgt voor een schoon en overzichtelijk werkveld en vermindert de bloeding.

♦ **Snellere genezing _ minder schade aan bot en cellen**

De genezing verloopt sneller omdat er geen schade wordt toegebracht aan de osteocyten in het bot en er een inductie plaatsvindt van Bone Morphogenetic Protein (BMP) afgifte.

Nadelen:

♦ **Behandeltijd is langer**

Piëzo-chirurgie is minder efficiënt dan roterend instrumentarium.

♦ **Temperatuur kan oplopen**

Als de druk op het instrument wordt verhoogd, wordt door frictie de trillingsenergie omgezet in warmte, waardoor weefsel en cellen beschadigd kunnen worden.

♦ **Gebruik vraagt oefening**

Om ervaring en handigheid te krijgen vraagt piëzo-chirurgie van de practicus meer oefentijd.

♦ **Wordt afgeraden bij patiënten met een pacemaker**

Hoewel recent onderzoek van Gomez et al. (2013) laat zien dat er geen sprake is van electromagnetische interferentie.

♦ **Aanschaf is kostbaar**

Sinusbodemelevatie via een luikje in de laterale sinuswand

Het openen van de sinus via een lateraal luikje werd voor het eerst beschreven door de Amerikaan Caldwell (1893) en vier jaar later door de Fransman Luc. De ingreep is wereldwijd bekend als een Caldwell-Luc ingreep. De ingreep die wordt gebruikt voor sinuslift is een modificatie van deze ingreep. In 1980 waren Boyne & James de eersten die een sinuslift beschreven ten behoeve van het plaatsen van implantaten. Zij maakten een gat van ongeveer 1 cm wat opgevuld werd met autoloog bot. Voor een succesvolle ingreep is het intact houden van de Schneiderse membraan belangrijk.

Een aantal risico's die verbonden zijn aan het uitvoeren van een sinuslift door middel van het prepareren van een lateraal luikje worden gereduceerd door gebruik te maken van de piëzotoom. Er zijn snijdende tips (figuur 6.8) waarmee sneller een grotere hoeveelheid bot verwijderd kan worden dan bijvoorbeeld met de diamant gecoate tips (figuur 6.9). Er zijn botschrapers (figuur 6.10) en verder zijn er niet-snijdende tips waarmee bijvoorbeeld de Schneiderse membraan opgetild kan worden (figuur 6.11).

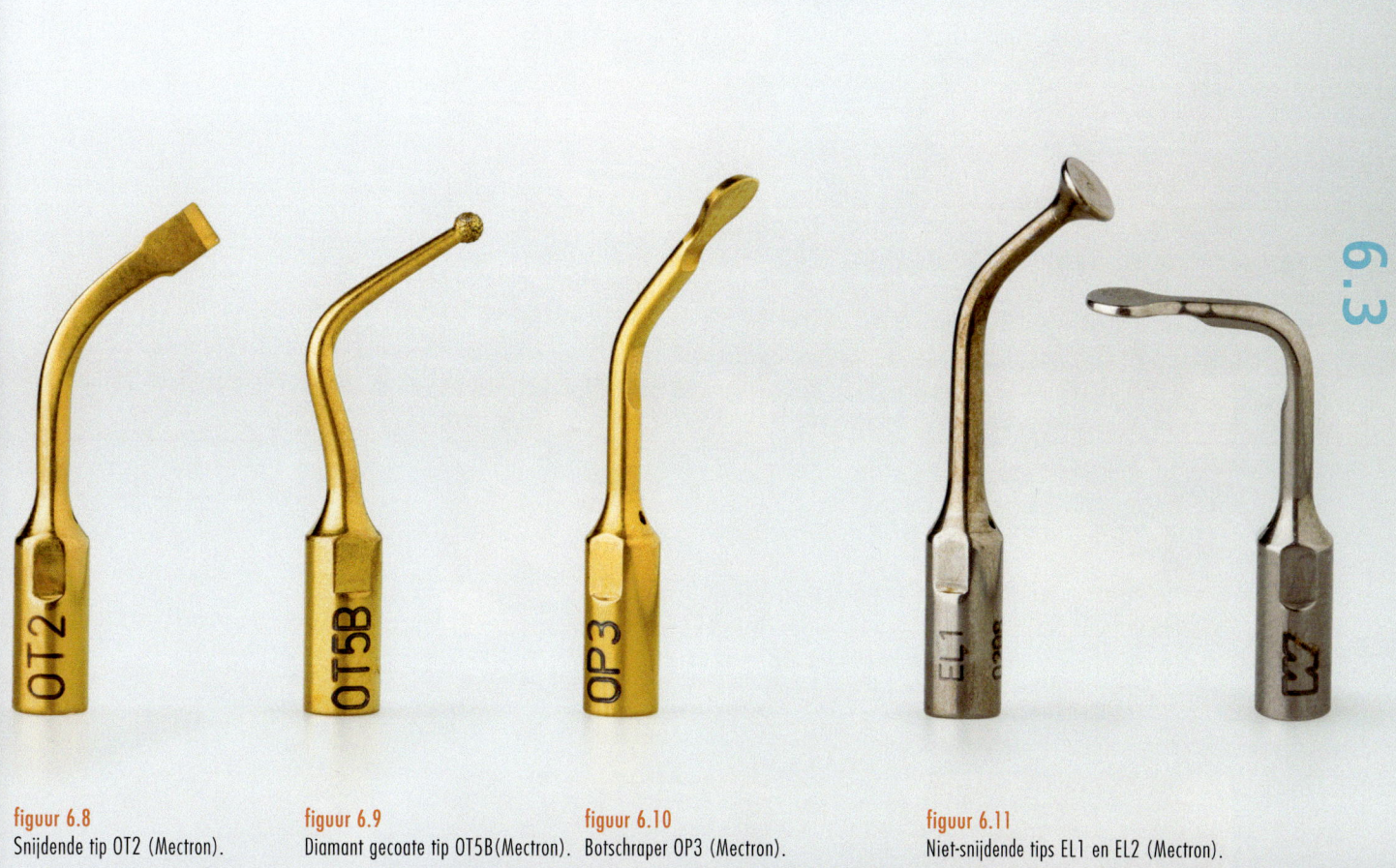

figuur 6.8
Snijdende tip OT2 (Mectron).

figuur 6.9
Diamant gecoate tip OT5B (Mectron).

figuur 6.10
Botschraper OP3 (Mectron).

figuur 6.11
Niet-snijdende tips EL1 en EL2 (Mectron).

Om het laterale luikje te kunnen prepareren is het eenvoudiger om vooraf de laterale wand dunner te maken met een botschraper. Hiervoor kunnen de schrapende tips worden gebruikt of een botschraper waarmee autoloog bot eenvoudig verzameld kan worden. Als de sinusholte begint door te schemeren kan met de diamant gecoate tip de contour van het luikje worden aangegeven en voorzichtig richting de Schneiderse membraan geprepareerd worden. De tip zal niet door de membraan heen prepareren. Maar pas op, als er stevig op geduwd wordt zal de tip er alsnog doorheen gaan. Het geluid en het gevoel geven aan wanneer de tip het gemineraliseerde weefsel heeft verwijderd. Daarna kan met de trompet-vormige tip plat op het luikje getrild worden en voorzichtig onder de rand van de opening de membraan worden afgeschoven. Hierna kunnen de ultrasone tips gebruikt worden om het membraan verder los te maken of kan een variatie aan raspatoria met de meest uiteenlopende bochten gebruikt worden (figuur 6.12a-i).

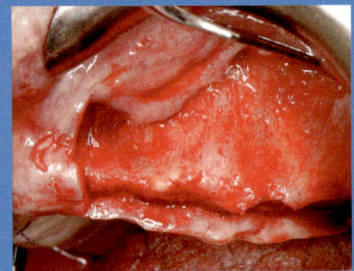

figuur 6.12a Operatiegebied.

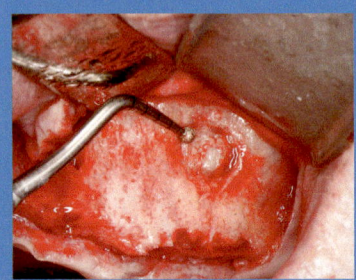

figuur 6.12b Diamant tip.

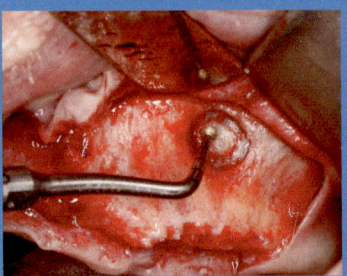

figuur 6.12c Luikje zit los.

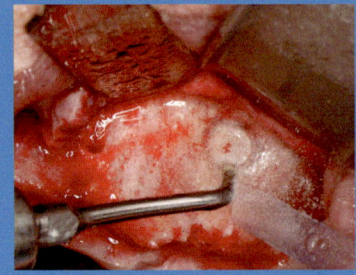

figuur 6.12d Preparatie van het luikje.

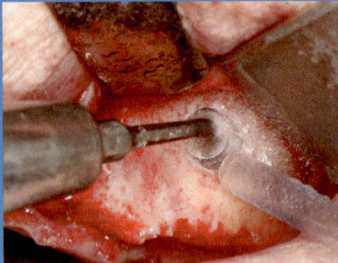

figuur 6.12e Trompet tip te gebruiken als een eerste raspatorium.

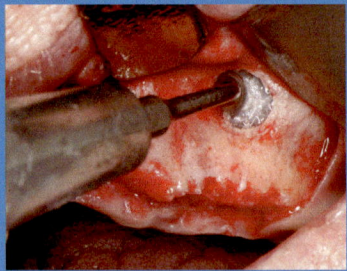

figuur 6.12f Optillen van de Schneiderse membraan.

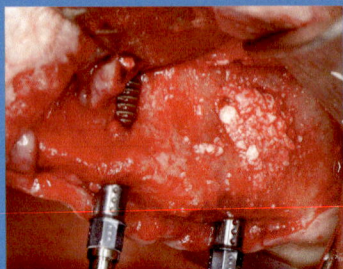

figuur 6.12g Opvullen sinus met een mengsel van botschraapsel en Bio-Oss®.

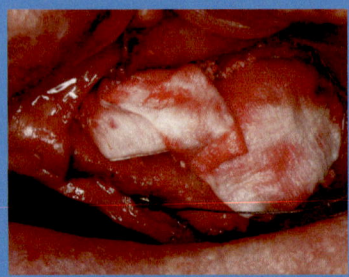

figuur 6.12h Afdekken met Bio-Gide® membraan.

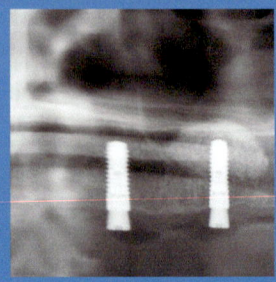

figuur 6.12i Röntgenbeeld na plaatsen implantaten.

Extractie met behulp van een piëzotoom

In een tijdperk waarin, ter vervanging van verloren gegane gebitselementen tandheelkundige implantaten een steeds grotere rol gaan spelen, is het belangrijk dat als een element geëxtraheerd wordt, het alveolaire bot zoveel mogelijk wordt beschermd. Door gebruik te maken van een ultrasone periotoom (figuur 6.13d) kan met veel minder kracht dan met een extractietang het gebitselement verwijderd worden. De tip wordt met geringe kracht in de parodontaalspleet tussen het bot en het element geplaatst (figuur 6.13a). De slanke periotoomtip op de piëzotoom werkt zich door de ultrasoontrilling naar beneden en verbreedt de parodontaalspleet met minimale schade voor het omliggende weefsel of de nabijgelegen gebitselementen (figuur 6.13b). Zo kunnen ook afgebroken radices of wortelresten losgemaakt en verwijderd worden (figuur 6.13c).

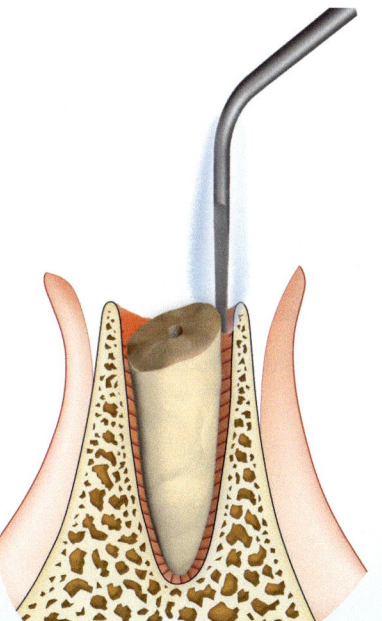

figuur 6.13a
Het werkblad van de tip wordt in de parodontaalspleet geplaatst en met minimale laterale kracht parallel aan het worteloppervlak in contact gebracht met de wortelrest.

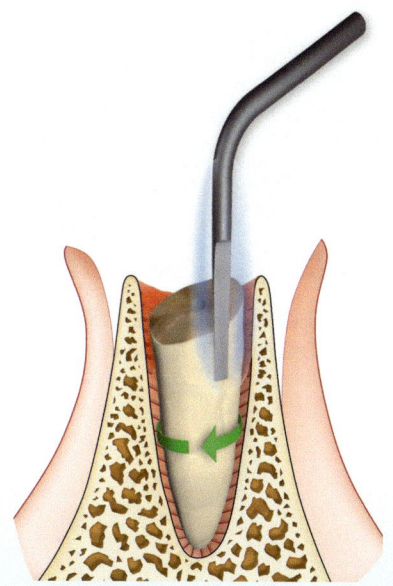

figuur 6.13b
Het werkblad van de tip wordt met een heen- en weergaande schommelde beweging rondom de wortelrest in apicale richting bewogen. Deze beweging voorkomt schade aan het bot. De tip moet wel goed gekoeld worden.

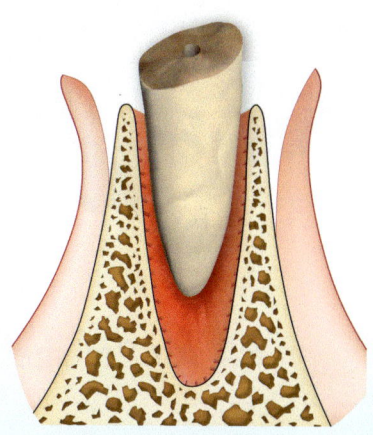

figuur 6.13c
Een worteltang, luxivator of hevel kunnen gebruikt worden om de extractie af te ronden.

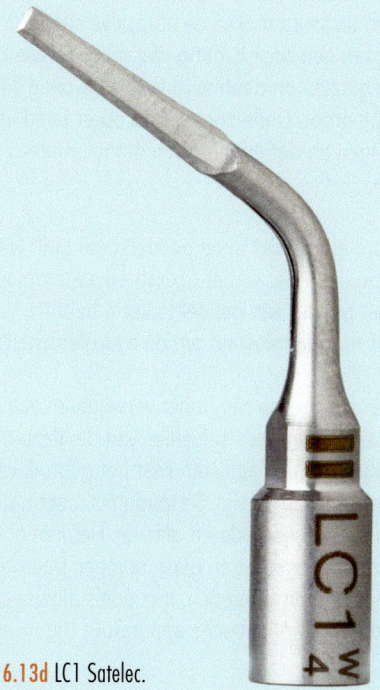

figuur 6.13d LC1 Satelec.

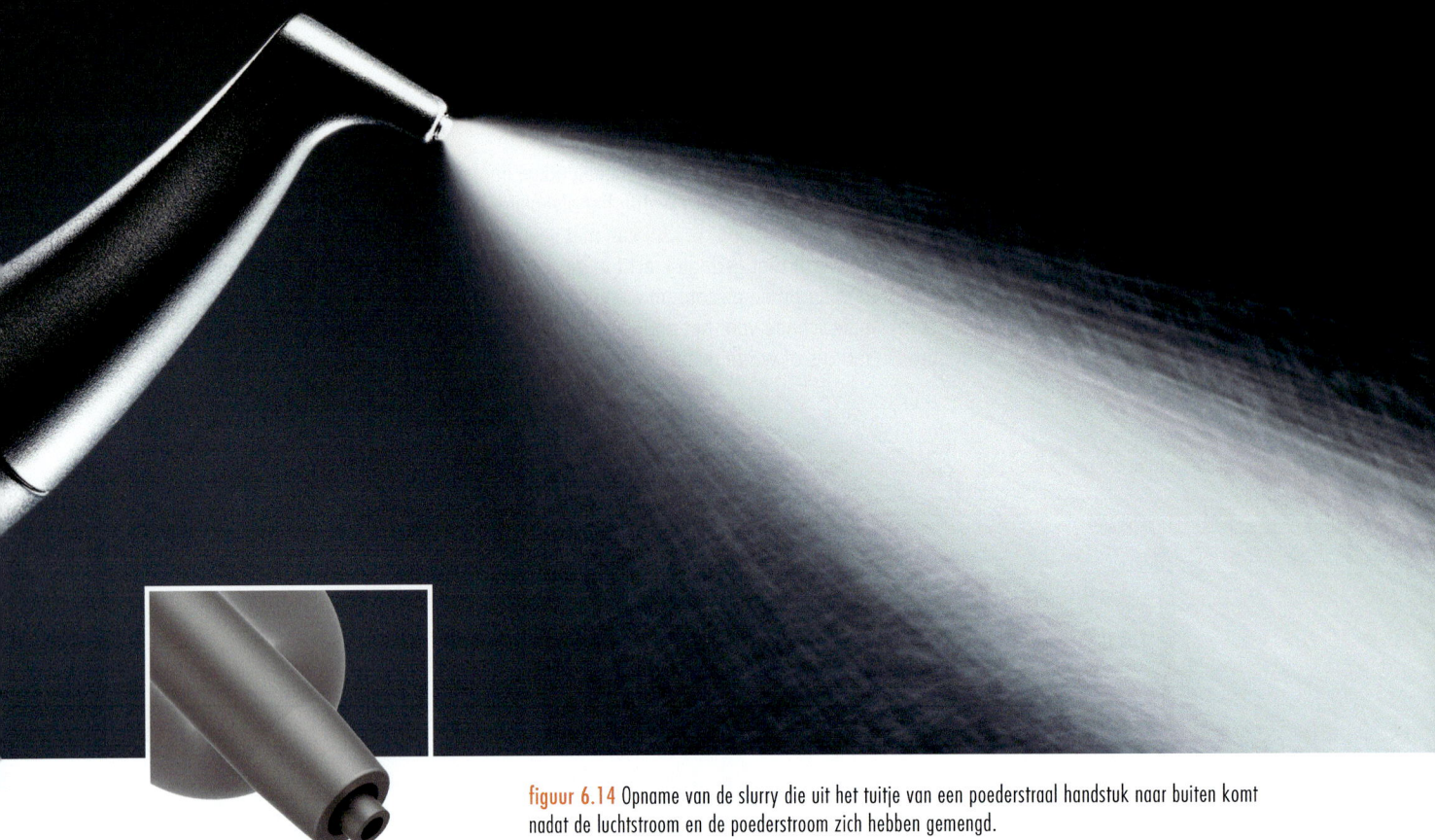

figuur 6.14 Opname van de slurry die uit het tuitje van een poederstraal handstuk naar buiten komt nadat de luchtstroom en de poederstroom zich hebben gemengd.

6.4 Air-Polisher

Een discussie over een air-polisher lijkt in deze monografie over mechanische scalers misschien niet op zijn plaats. Toch leveren de fabrikanten van ultrasone units ook deze mechanische reinigingsapparatuur al dan niet ingebouwd in de ultrasone unit. Air polishing is een welkome aanvulling op ultrasone gebitsreiniging.

In 1945 wordt door Robert Black poederstralen (tegenwoordig Eng.: air-polishing of air-flow) in de tandheelkunde geïntroduceerd om met aluminiumoxide (Al_2O_3)-deeltjes een caviteit te prepareren. Om een abrasieve slurry te produceren wordt het poeder in de poederkamer van de unit door de perslucht opgeroerd. De luchtstroom met poederdeeltjes en een water stroom worden naar het mondstuk (tuitje) van het handstuk geleid. De meeste handstukken hebben een tuitje waarin twee concentrische openingen zitten. Door de binnenste opening komt het luchtpoedermengsel naar buiten en door de buitenste ring komt het water. Deze twee stromen tezamen maken de abrasieve slurry (figuur 6.14 en 6.15). Nadelen van deze techniek ten opzichte van het gebruik van een boor is dat onder meer verweekt dentine nauwelijks verwijderd wordt door de abrasieve deeltjes terwijl intakt glazuur en dentine juist wel gevoelig zijn. Dit samen met een verminderd tactiel gevoel maakt de kans op overpreparatie groot. Onderzoek uit de 50-er jaren liet zien dat de behandelaars problemen met hun luchtwegen konden krijgen en dat er chronisch granulomateus weefsel in hun longen werd aangetroffen.

In de 80-er jaren wordt natriumbicarbonaat geïntroduceerd als poeder in de poederstraal unit. Natriumbicarbonaat wordt als het ideale middel gezien om intra-oraal te kunnen gebruiken. Het is niet toxisch en wateroplosbaar. De deeltjesgrootte is gemiddeld ongeveer 250 μm terwijl de kristallen van het poeder een gehoekte vorm hebben. Vaak worden de bicarbonaatkristallen gemengd met een beetje siliciumoxide of tricalciumfosfaat om de hydrofobiciteit te verbeteren en om een goede poederstroom te waarborgen.
Natriumbicarbonaat heeft inmiddels bewezen om veilig en efficiënt te zijn in het verwijderen van supragingivale plaque en tandaanslag van intact glazuur. Het leidt klinisch niet tot significant weefselverlies van de glazuurkap of tot een verandering van oppervlaktestructuur. Ten opzichte van handinstrumenten en polijsten kost het gebruik van een poederstraler in het verwijderen van biofilm en tandaanslag ongeveer eenderde van de tijd. Desondanks moet natriumbicarbonaat met grootte voorzichtigheid worden gebruikt op gedemineraliseerd of geërodeerd glazuur. Het kan ook een erosief en dofmakend effect hebben op vulmaterialen als amalgaam, goud, composiet en glasionomeer. Daarom moet het gebruik van een poederstraler op restauratiematerialen zoveel mogelijk worden vermeden. Inmiddels algemeen geaccepteerd is het gebruik van de poederstraler bij het reinigen van, en rondom, orthodontische apparatuur (figuur 6.16 a en b) (met uitzondering van plastic brackets).

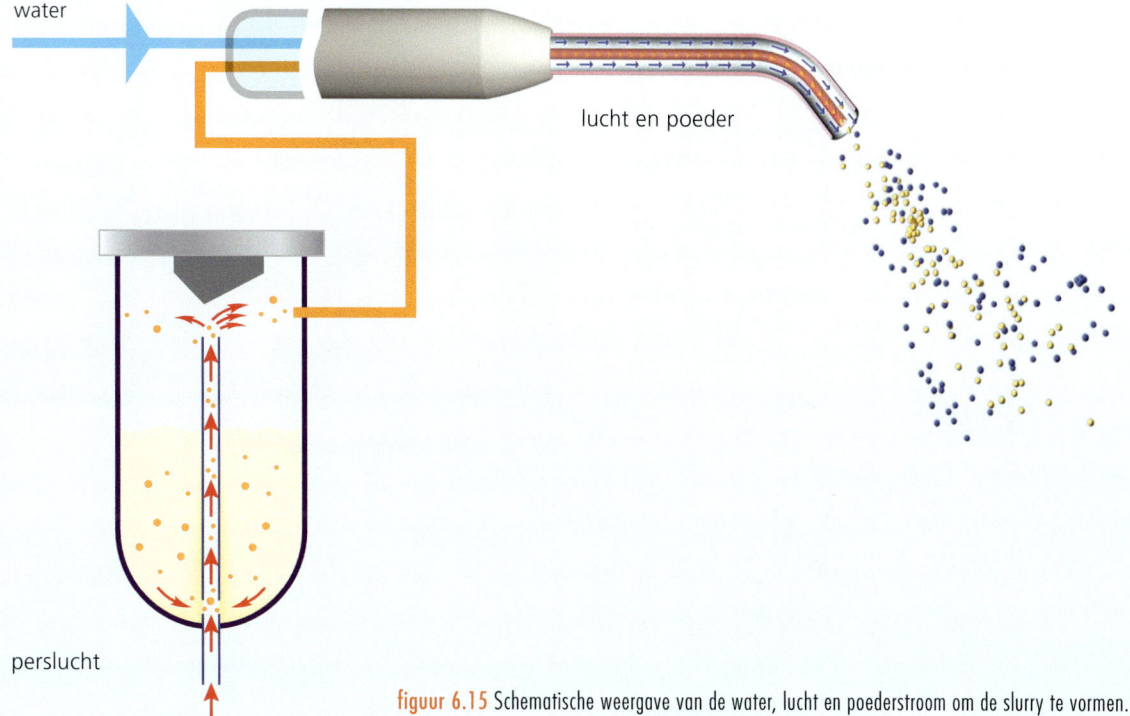

figuur 6.15 Schematische weergave van de water, lucht en poederstroom om de slurry te vormen.

De interactie tussen de poederdeeltjes en het oppervlak is datgeen voor de abrasiviteit zorgt. De mate waarin tandweefsel, vulmateriaal of biofilm wordt verwijderd is afhankelijk van de grootte, vorm, scherpte en de hardheid van de deeltjes. Hoe groter het deeltje, hoe meer massa dit heeft, hoe meer het gehoekt is en hoe harder het is, hoe meer abrasief het zal zijn. De lucht en de waterdruk spelen ook een rol. Hoe hoger de druk, hoe efficiënter de poederstraler zal werken. Misschien verrassend is dat ook de waterstroom een rol speelt want hoe meer water, hoe efficiënter het apparaat is. Tevens de behandelduur, de afstand van het handstuktuitje en het te behandelen oppervlak spelen een rol. Logischerwijs neemt bij toenemende afstand de abrasiviteit af.

Natriumbicarbonaat zal op een dentineoppervlak leiden tot een significante afname van tandweefsel. Een aantal studies hebben laten zien dat dentineweefselverlies van 50μm tot wel 856μm na 30 sec instrumentatie kan plaatsvinden. Dit gegeven is van speciaal belang in de parodontale nazorg waarbij er vaak sprake is van gingivarecessie. Het is dan moeilijk zo niet onmogelijk om bij gebruik van de poederstraler het dentineoppervlak te ontzien.
Tijdens supra-gingivale reiniging zal ook een deel van de slurry richting het tandvlees gaan. Onderzoek heeft laten zien dat het gebruik van de poederstraler met natriumbicarbonaat tot een abrasieve gingivalaesie kan leiden waarbij het onderliggende bindweefsel geëxponeerd kan worden. Vaak geneest dit zonder problemen, maar voorzichtigheid is geboden om recessie te voorkomen. Alles overziend blijkt dat het niet mogelijk is om de verschillende parameters van de poederstraler in combinatie met het natriumbicarbonaatpoeder dusdanig in te stellen dat er onder alle klinische omstandigheden veilig, betrouwbaar en efficiënt mee gewerkt kan worden.

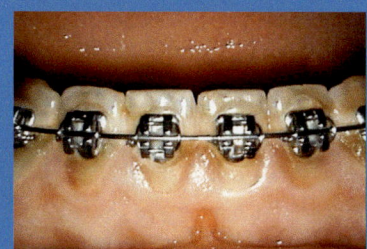 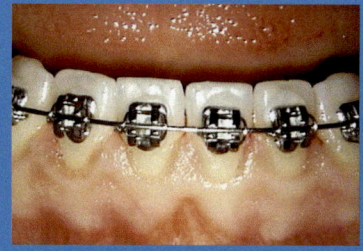

figuur 6.16 a en b Toepassing van de air-polisher bij het reinigen van en rondom brackets.

Meer recent zijn er nieuwe poeders geïntroduceerd die glycine (eng: amino-acid glycine salt) bevatten. Daarmee is het mogelijk om de biofilm te verwijderen en het trauma van zachte en harde weefsels zoveel mogelijk te beperken (bijv. Clinpro of EMS/Satelec Perio Powder) (figuur 6.17).

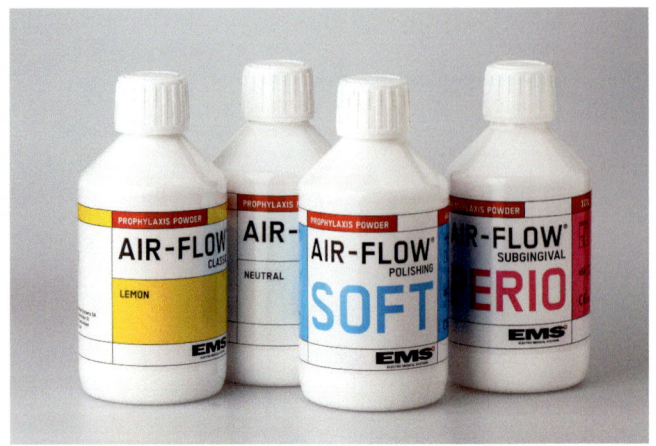

figuur 6.17 Verschillende poeders van EMS.

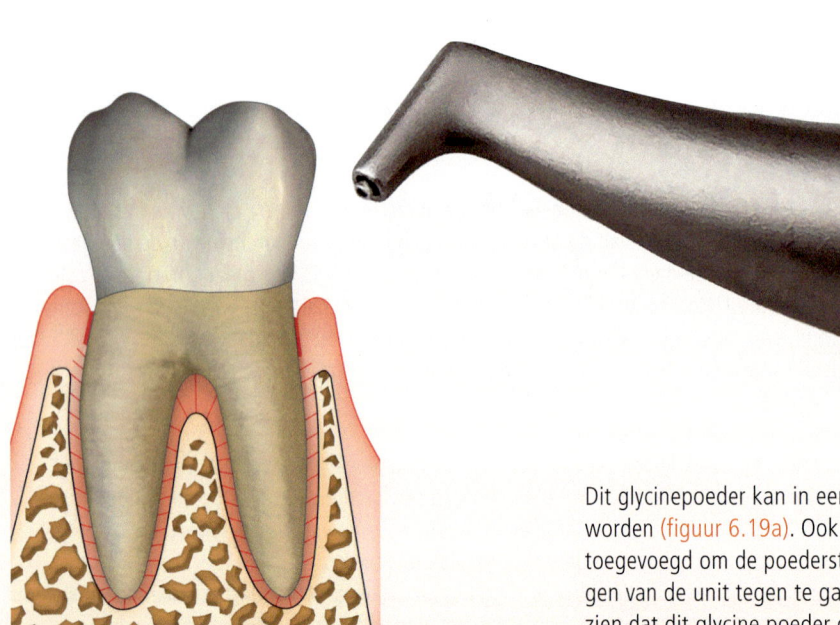

figuur 6.18 Positie tuitje ten opzichte van het tandoppervlak om ongeveer tot en met 4 mm subgingivaal te kunnen reinigen.

Dit glycinepoeder kan in een gewone poederstraalunit gebruikt worden (figuur 6.19a). Ook hier wordt een weinig silicium aan toegevoegd om de poederstroom te bevorderen en verstoppingen van de unit tegen te gaan. 'In vitro' onderzoek heeft laten zien dat dit glycine poeder goed in staat is om biofilm te verwijderen (NB! nauwelijks tandsteen verwijdering) en niet leidt tot substantieel dentine weefsel verlies (±5.3μm). Klinisch onderzoek heeft laten zien dat in 3-maandelijkse parodontale nazorg er na 16 maanden geen verschil is tussen de diepte van pockets behandeld met de poederstraler of met handinstrumenten. Als aan de patiënten wordt gevraagd welke behandeling ze als prettiger ervaren dan was er een duidelijke voorkeur voor de poederstraler. De behandeltijd per element is ongeveer 20-40 sec wat betekend dat voor het reinigen van een hele dentitie ongeveer 15-20 minuten nodig is. Pockets tot en met 4 mm kunnen gereinigd worden door het tuitje van het handstuk met een vegende beweging langs de marginale gingiva, parallel aan de lengte as van het element naar apicaal te richten (figuur 6.18). Om de airosol zoveel mogelijk te beperken verdiend het aanbeveling de opening van de afzuiger zo dicht mogelijk bij het tuitje te houden.

Potentieel gevaar van een poederstraler is dat als het apparaat verstopt raakt het uit elkaar kan ploffen. De kans hierop is verwaarloosbaar maar het dient gemeld te worden omdat het een enkele keer is voorgekomen. Belangrijk is het daarom de poederkamer goed droog te houden zodat er door samengeklonterd poeder geen verstoppingen ontstaan. Groter is de kans op het veroorzaken van een emfyseem (plotselinge zwelling van het weefsel) doordat er lucht in het weefsel wordt geblazen. Er zijn een aantal van deze gevallen beschreven die allemaal zonder problemen zijn genezen.

Mocht er sprake zijn van emfyseem dan dient de behandeling gestaakt te worden. Aan de patiënt dient uitgelegd te worden dat dit een zeldzame bijwerking kan zijn van het gebruikte apparaat, die over het algemeen probleemloos geneest. Het is wel van belang om als behandelaar zelf vast te stellen dat de zwelling is verdwenen (na 1-3 dagen). Dus maak een vervolg afspraak en houdt telefonisch contact. Mocht de patiënt problemen ervaren met slikken, benauwd zijn of pijn op de borst voelen dan is het belangrijk dat hulp van een deskundige wordt ingeschakeld. Verwijzing naar bijvoorbeeld een kaakchirurg is dan op zijn plaats. Ook kan er sprake zijn van audio (gehoor) of visus (gezicht) stoornissen door druk op een zenuw.
Belangrijk is het om te beseffen dat tot 24-36 uur na de ingreep de klachten rondom emfyseem kunnen toenemen dus goede monitoring van de patiënt is van belang.

Nog recenter heeft de firma EMS een speciaal handstuk op de markt geïntroduceerd waarmee het subgingivale gebied gereinigd kan worden door gebruik te maken van een speciaal daarvoor ontwikkeld tipje (figuur 6.19b) Uitgebreid klinisch en veiligheidsonderzoek is nog niet voorhanden. Voorlopig onderzoek laat zien dat zelfs in diepe pockets gereinigd kan worden waarbij de patiënt minder pijn ervaart. Echter ook na het gebruik van dit handstuk met subgingivaal tuitje zijn er al wel casussen met emfyseem beschreven. Het nieuwste poeder bevat erythritol; een niet-cariogeen suiker in 1994 op de markt gebracht door Cargill.
Een recente 12 maanden studie laat zien dat dit product, dat ook chloorhexidine bevat, veelbelovend is in de parodontale nazorg.

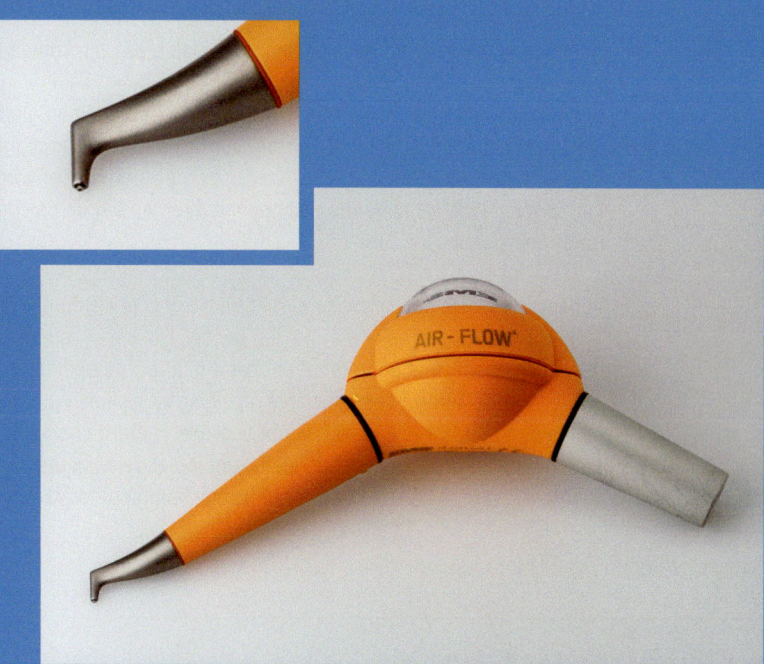

figuur 6.19a EMS handstuk.

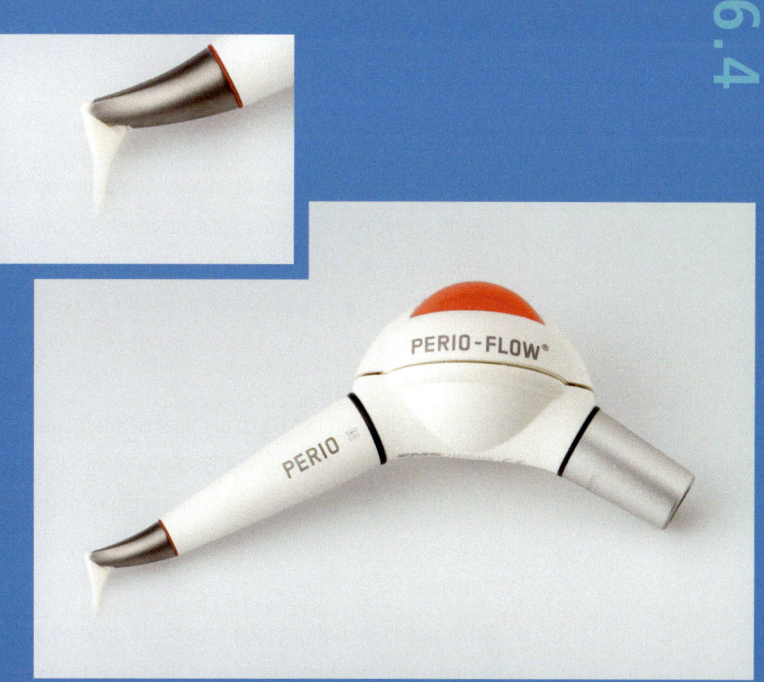

figuur 6.19b EMS handstuk met een speciaal opzettuitje om subgingivaal te kunnen reinigen.

Voor het verwijderen van biofilm van implantaatoppervlakken (door zelfzorg en professionele zorg) is het essentieel om peri-implantaire infecties te voorkomen en te behandelen. De instrumenten die op implantaatoppervlakken gebruikt kunnen worden, mogen deze oppervlakken niet beschadigen omdat dit anders rekolonisatie met micro-organismen zou kunnen bevorderen. Dit is met name belangrijk voor die onderdelen van het implantaat die blootgesteld zijn aan het orale milieu, zoals onder meer het abutment. Bij peri-implantitis moeten ook de windingen van het implantaat en het ruwe oppervlak gereinigd worden die als gevolg van botafbraak bloot zijn komen te liggen.

Systematic reviews die Anna Louropoulou (ACTA) in het kader van haar promotieonderzoek heeft uitgevoerd laten zien dat air-polishers met glycinepoeder geen of minimale schade aan gladde titaniumoppervlakken toebrengen en daardoor veilig toegepast kunnen worden in de nazorg van patiënten met implantaten. De resultaten laten verder zien dat air-polishers met natriumbicarbonaat-of glycinepoeder de meest effectieve vorm van instrumentatie is voor het verwijderen van biofilm van zowel gladde als ruwe titaniumoppervlakken en dat de biocompatibiliteit van het implantaatoppervlak niet negatief wordt beïnvloedt.

Samenvattend: De poederstraler met het abrasievere natriumbicarbonaatpoeder kan gebruikt worden op intact glazuur. Veiliger is de poederstraler met glycine poeder. Dit is een comfortabele manier om het gebit te reinigen en te polijsten voor zowel de patiënt (met pockets tot en met 4 mm) als de operateur. Hoewel bij de laatste de kanttekening geplaatst moet worden dat de aerosol zeer efficiënte afzuiging en ook een grondige schoonmaak van de behandelkamer aan het einde van de dag noodzakelijk maakt. Groot voordeel is dat de behandeling sneller gaat dan met het gebruik van handinstrumenten. Dit glycine poeder is effectief in het verwijderen van biofilm maar niet in staat om tandsteen te verwijderen. Daarvoor is dan nog extra hand- of ultrasone reiniging noodzakelijk.

Kader 6.2 Do and don'ts van de air-polisher

Voorbereiding

- Laat de patiënt 1 minuut voorspoelen met chloorhexidine om de bacteriële druk in het speeksel en daarmee de aerosol zoveel mogelijk te verlagen.
- Zet de patiënt een beschermbril op.
- Bij het gebruik van natriumbicarbonaat poeder, smeer de lippen in met vaseline.
- Zorg ervoor dat alles goed is aangesloten.
- Kies een afzuiger met een grote opening.

Methode (supra):

- Richt het tuitje van het handstuk op het glazuur op een afstand van 3-5 mm.
- Doe dit onder een hoek met het tandoppervlak van 30° - 60°.
- Maak tijdens de behandeling kleine circulaire of vegende bewegingen over het tandoppervlak.
- Richt de spray naar occlusaal (figuur 6.20a).

Methode (sub):

- Richt het tuitje van het handstuk naar de marginale gingiva op een afstand van 3-5 mm (figuur 6.20b).
- Doe dit onder een hoek van 30° - 60°.
- Maak tijdens de behandeling kleine circulaire of vegende bewegingen.

Pas op:

- Dat er goed wordt afgezogen waarbij de opening van de afzuiger de poedernevel zoveel mogelijk opvangt.
- Richt niet op het tongoppervlak of de mucosa want die zijn namelijk heel gevoelig.
- Dat na afloop alles goed gereinigd wordt om later verstoppingen te voorkomen.
- Bij mensen op een zout-arm dieet geen natriumbicarbonaat poeder gebruiken.
- Er kan wat bloeding of abrasie van de zachte weefsel ontstaan. Dat is tijdelijk en geneest snel.

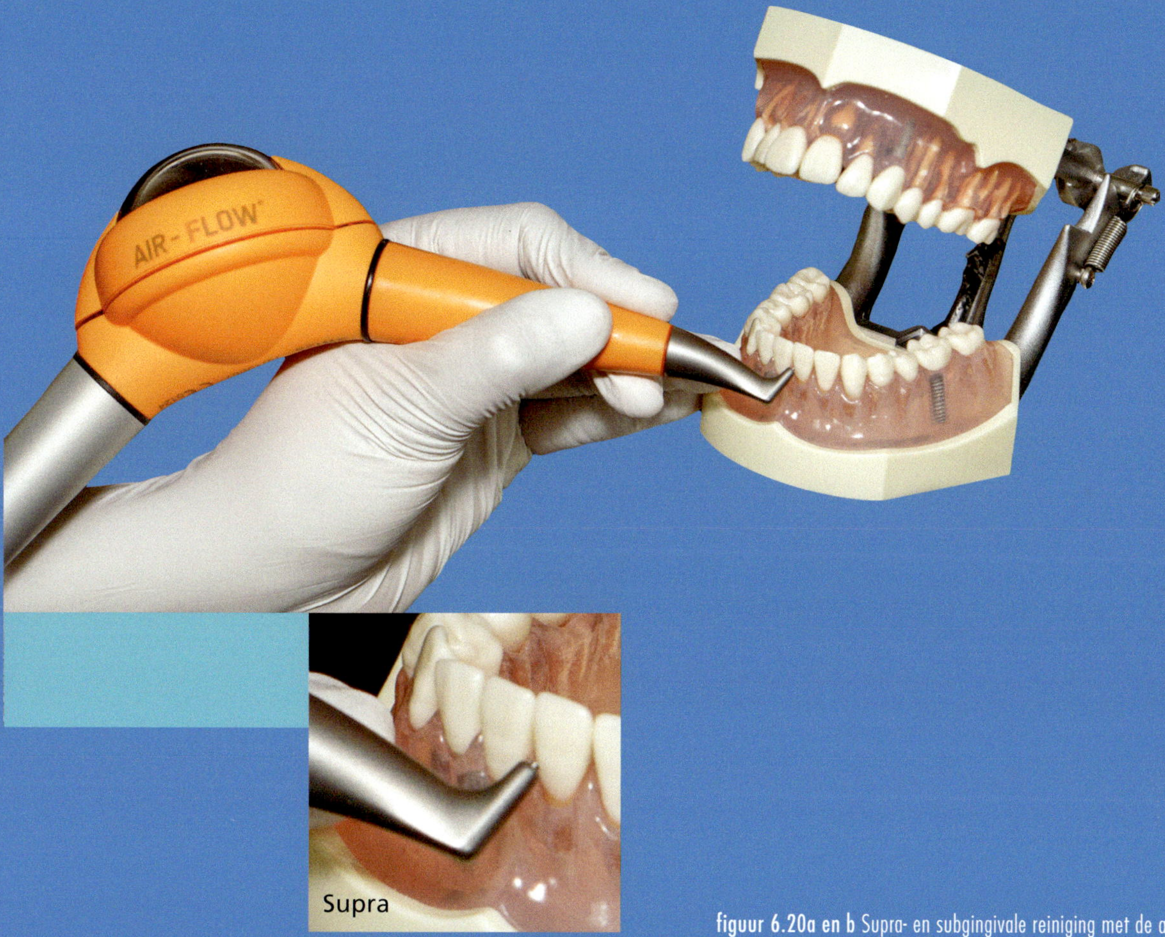

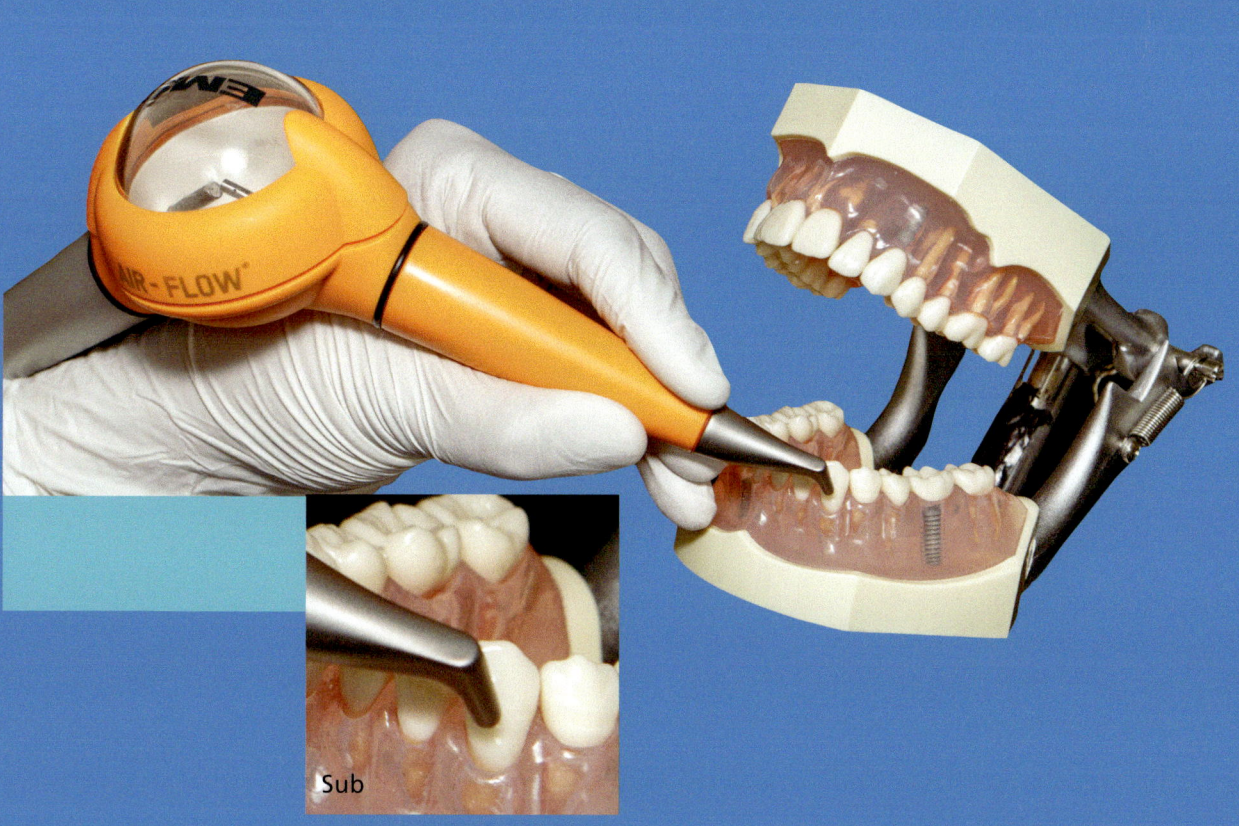

figuur 6.20a en b Supra- en subgingivale reiniging met de air-polisher (EMS).

INDICATIEGEBIEDEN BUITEN DE PARODONTOLOGIE

ENDODONTIE

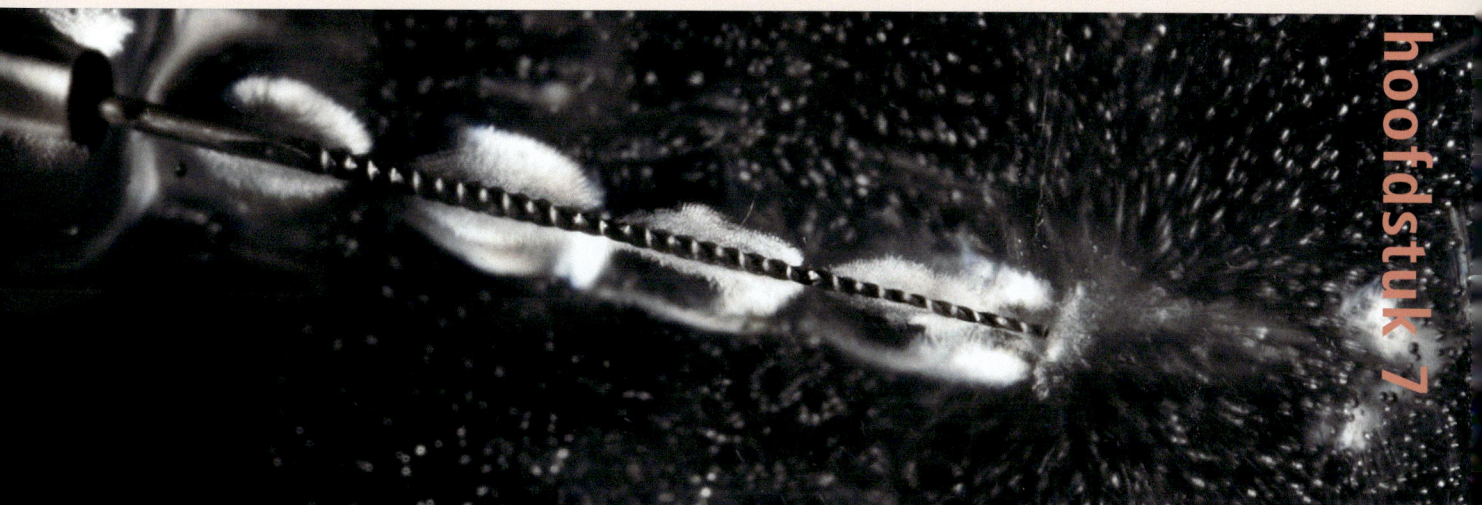

7.1   Inleiding
7.2   Werking
7.3   Toegang tot het wortelkanaal
7.4   Herbehandeling
7.4.1 Verwijderen van stiften/opbouwen
7.4.2 Verwijderen van afgebroken instrumenten in het wortelkanaal
7.5   Verbeteren van de dentine permeabiliteit
7.6   Het aanbrengen van MTA
7.7   Periapicale chirurgie
7.8   Condenseren van gutta-percha
7.9   Aanbrengen van cement (sealer) in het wortelkanaal
7.10 Irrigeren van wortelkanalen
7.11 Microcracks na het gebruik van ultrageluid
7.12 Conclusie

7.1 Inleiding

Ultrageluid werd hoofdzakelijk in de Parodontologie gebruikt, totdat Richman in 1957 ultrageluid in de Endodontologie introduceerde als een methode om het wortelkanaal te instrumenteren/prepareren met behulp van ultrasoon oscillerende vijlen. Het duurde echter tot 1976 voordat Martin een commercieel systeem introduceerde waarbij de irrigatie en instrumentatie van het wortelkanaal, met behulp van diamant gecoate instrumenten werd geïntegreerd. Hij noemde deze techniek 'Endosonics'. Sinds de introductie is deze techniek verder geëvolueerd. Tijdens de ultrasone instrumentatie van het wortelkanaal kan men echter de vijl niet voldoende sturen waardoor de wand niet glad afgewerkt kan worden. Er kan zelfs beschadiging in het apicale deel van het wortelkanaal optreden. Omdat er binnen de endodontologie veel belang werd gehecht aan een conische preparatievorm (irrigeren en vullen) en relatief gladde kanaalwanden is het ultrasoon instrumenteren in onbruik geraakt. De introductie van de roterende nikkel titanium vijlsystemen om het wortelkanaal te prepareren hebben door hun succes het ultrasoon prepareren nog verder op de achtergrond gezet. Daarentegen is gebleken dat ultrasone irrigatie een zeer effectieve methode is om wortelkanalen te irrigeren.
Er zijn in de loop van de jaren nog veel andere toepassingen voor ultrageluid binnen de endodontologie gevonden. In dit hoofdstuk zullen we deze toepassingen bespreken.

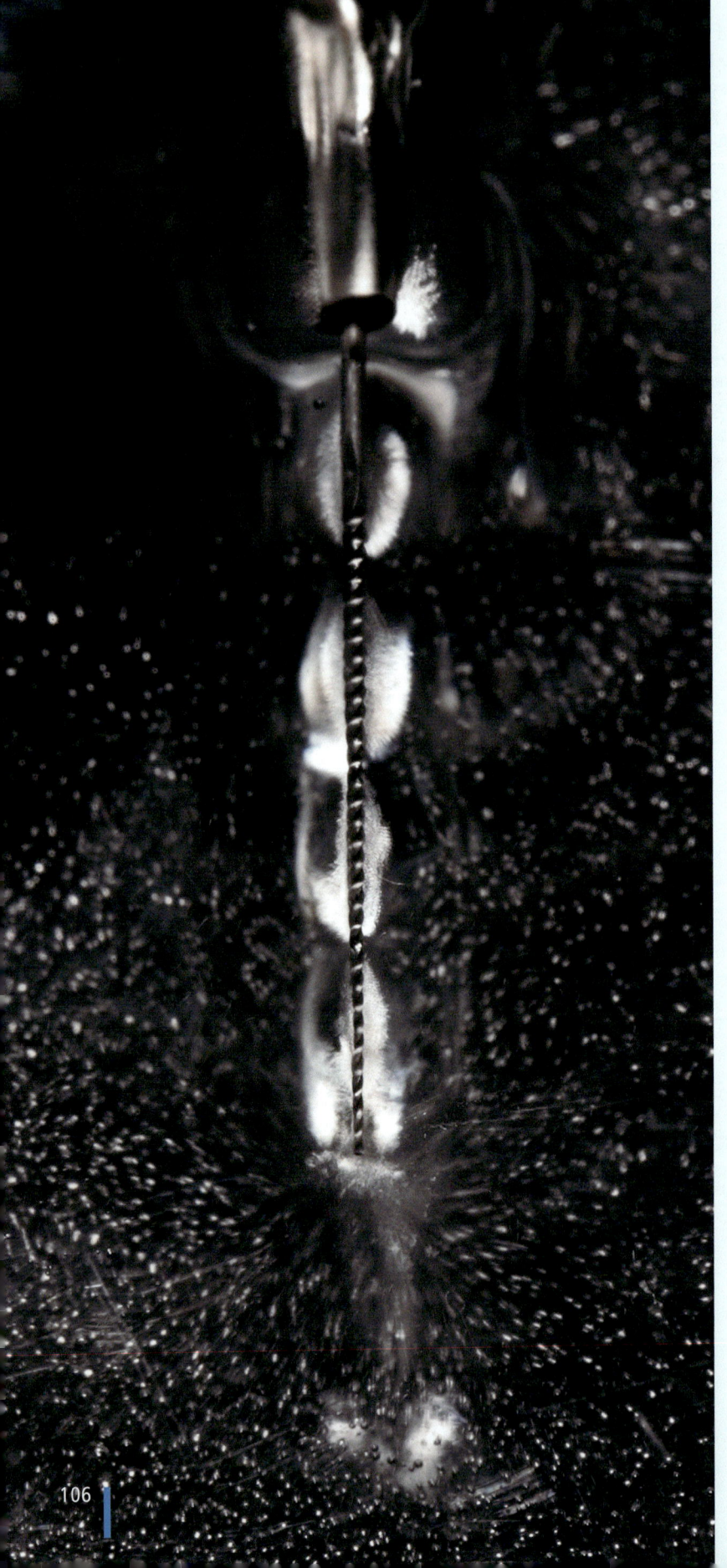

7.2 Werking

Ultrasone endodontische instrumenten werkten in eerste instantie met een frequentie ≥ 25.000 Hz (figuur 7.2). Later werden er ook sonische instrumenten geïntroduceerd met een frequentie van 1000-6000 Hz. Zowel ultrasone als sonische instrumenten hebben een vergelijkbare constructie. De vijl zit vast aan de (ultra)sone motor onder een hoek van 60-90 graden t.o.v de lengteas van het handstuk. De vibraties van de (ultra)sone motor bepalen de beweging van de vijl die daarmee verbonden is. Het trillingspatroon van de ultrasone vijlen is anders dan die van de sonische instrumenten. De ultrasone vijlen hebben over de lengte van de vijl verschillende knopen en buiken (figuur 7.1) terwijl de sonisch aangedreven vijlen een knoop hebben bij de bevestiging van de vijl in het handstuk en een buik aan de tip van de vijl.

De microstroming rondom de tip is qua snelheid afhankelijk van de power-instelling en de lengte van de vijl. De power-instelling bepaalt de intensiteit van de trilling van de vijl uitgedrukt in Watt/oppervlakte.

De zijwaartse (transversale) beweging van de tip is maximaal als deze zonder interferentie kan trillen. De energie van de zijwaartse beweging is laag waardoor de vijl gevoelig is als deze belast wordt of als er weerstand wordt ondervonden. Dit geeft een variatie in effectiviteit.

Sonische instrumenten produceren een elliptische zijwaartse beweging, vergelijkbaar met ultrasone vijlen. Als de sonische vijl dusdanig wordt belast dat de zijwaartse beweging verdwijnt, zal er een longitudinale vibratie overblijven. Deze longitudinale beweging kan gunstig zijn bij het werken in het wortelkanaalstelsel. Momenteel is er een grote diversiteit aan ultrasone tips beschikbaar voor verschillende klinische toepassingen. Deze worden vooral gebruikt op ultrasone handstukken omdat deze krachtiger zijn dan sonische handstukken.

figuur 7.1 Irrigatie met een endonaald laat prachtig de knopen en buiken van de ultrasone vibraties zien die op deze foto duidelijk waarneembaar zijn rondom de irrigatienaald.

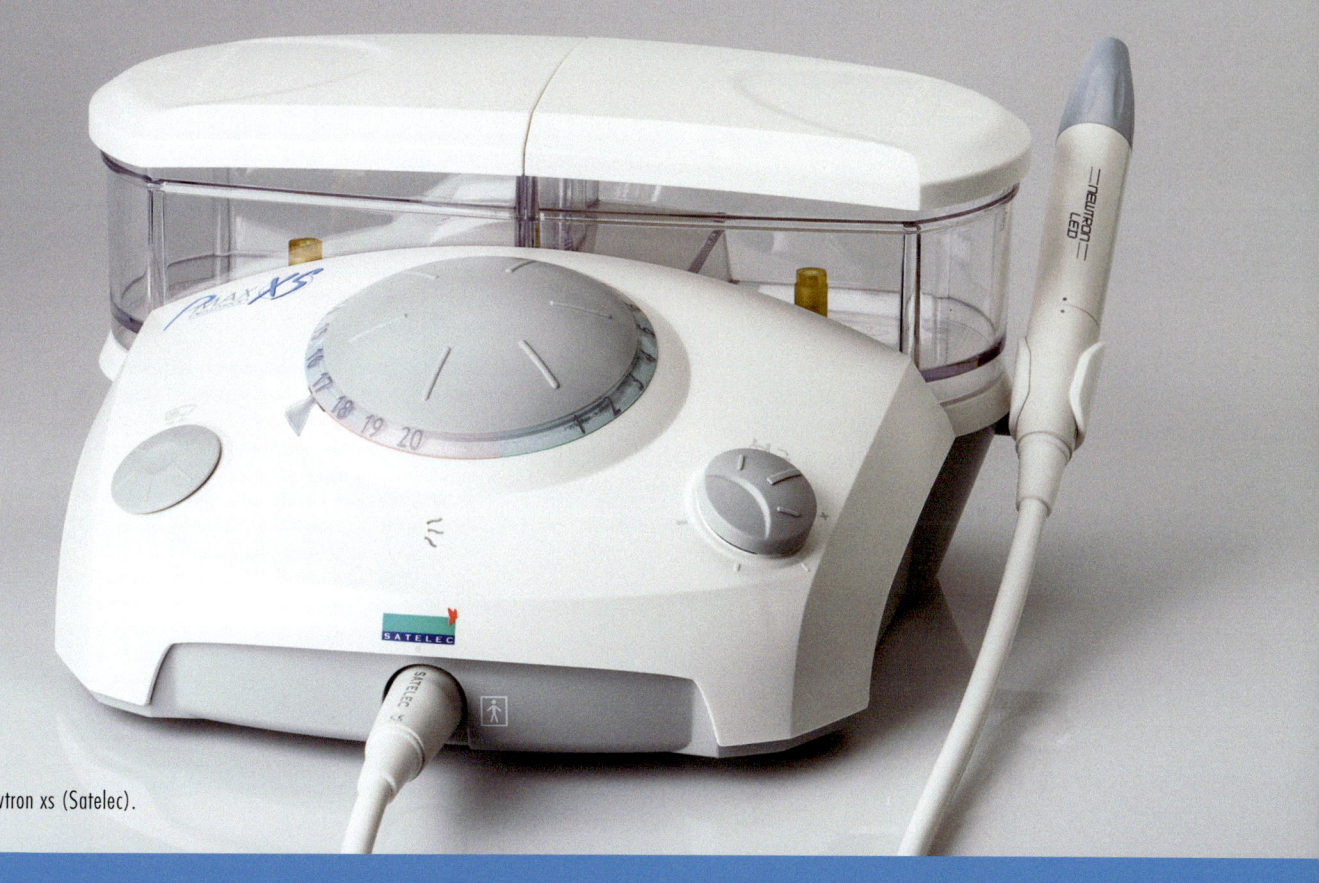

figuur 7.2 Pmax Newtron xs (Satelec).

7.3 Toegang tot het wortelkanaal (endodontische opening)

De vormgeving van de pulpakamer en de wortelkanaalopening (samen de 'endodontische opening') zijn fundamenteel voor het welslagen van de wortelkanaalbehandeling (figuur 7.3 a en b).

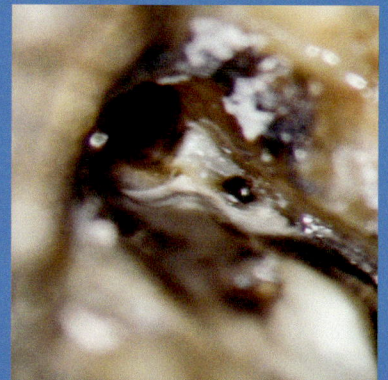
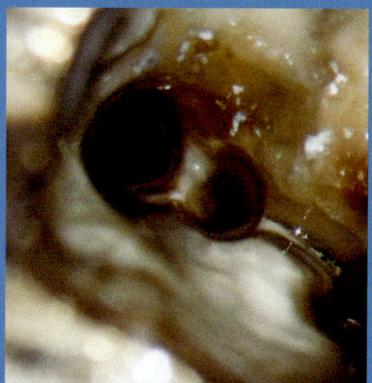

figuur 7.3a en b Het coronale deel van het wortelkanaal moet voldoende geopend zijn voordat het wordt vormgegeven.

ENDODONTIE

Alleen met een goede toegang tot het wortelkanaalsysteem is een effectieve reiniging (instrumenteren en irrigeren) mogelijk, mede omdat de instrumenten het apicale deel van het wortelkanaal goed moeten kunnen bereiken om goed te kunnen functioneren. Met een goede toegang wordt ook instrumentbreuk of perforatie tot een minimum beperkt. Het gebruik van een operatiemicroscoop of loepbril met of zonder externe lichtbron verbetert daarbij het zicht in de pulpakamer waardoor het vormgeven makkelijker wordt, hierdoor is ook het gebruik van het vooral kleine ultrasone instrumentarium zeer goed mogelijk geworden.

Met behulp van ultrasone tips is het mogelijk om voorzichtig en gecontroleerd tandstructuur of restauratieve materialen zoals bijvoorbeeld composiet, glasionomeer of cavit te verwijderen. Voor een goede endodontische opening is kennis van de anatomie van de pulpakamer en het wortelkanaalstelsel onmisbaar. Tertiair dentine wordt geproduceerd als een reactie op externe stimuli en heeft daarom, net als andere aanwezige calcificaties, een lichtere kleur dan de oorspronkelijke pulpakamer bodem die donkerder van kleur is. Verder heeft de bodem van de pulpakamer specifieke anatomische kenmerken zoals de lijnen die de wortelfusie markeren. De kanaalingangen bevinden zich aan het einde van deze lijnen welke dus een goede indicatie zijn tijdens het zoeken naar de openingen.

Pulpastenen, concentrische calcificaties die soms aanwezig zijn op de bodem van de pulpakamer, kunnen de toegang tot de wortelkanalen verhinderen. Deze kunnen eenvoudig met ultrasoon instrumentarium verwijderd worden. In vergelijking met roterend instrumentarium heeft ultrasoon instrumentarium een hogere 'cutting efficiency' waardoor met de ultrasone tips makkelijk en veilig gemanipuleerd kan worden (figuur 7.4 a-e).

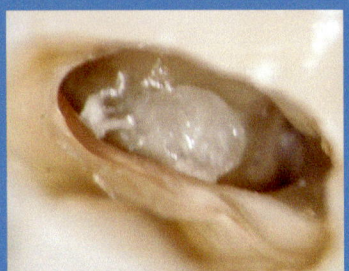

figuur 7.4a

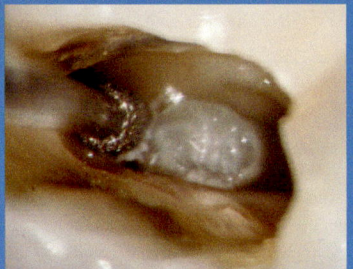

figuur 7.4b

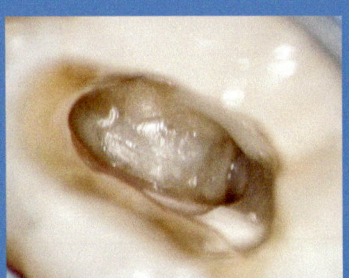

figuur 7.4c

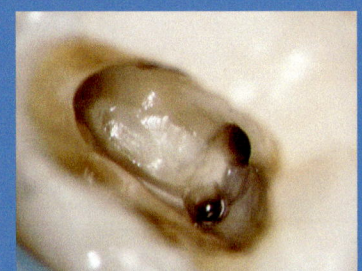

figuur 7.4d

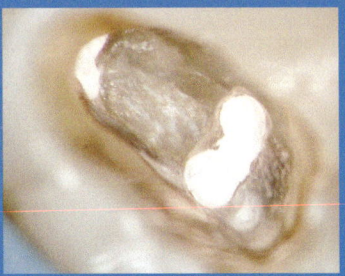

figuur 7.4e

figuur 7.4a-e
Het verwijderen van een pulpasteen met behulp van een ultrasone tip.

Ultrasoon instrumentarium is bijvoorbeeld handig bij het zoeken naar het mesio-palatinale kanaal van bovenmolaren. Vaak zijn deze kanalen moeilijk vindbaar omdat ze verstopt liggen onder meerdere laagjes dentine. Het systematisch zoeken naar het mesio-palatinale kanaal, door de ultrasone tip beginnend vanuit het mesio-buccale kanaal in palatinale richting te bewegen, is aan te bevelen (figuur 7.5a-c).

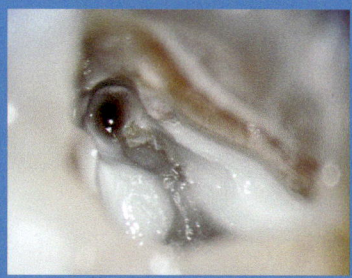
figuur 7.5a

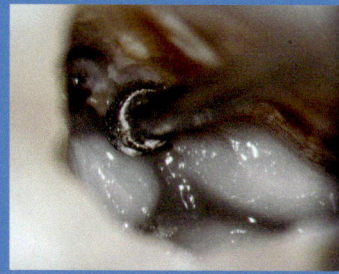
figuur 7.5b

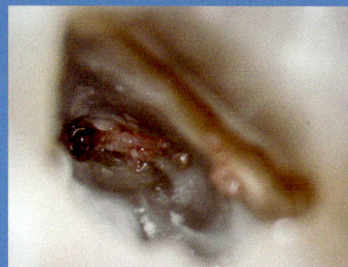
figuur 7.5c

figuur 7.5a-c
Het toegankelijk maken van het mesiopalatinale kanaal, het pulpaweefsel in de groeve tussen het mesiobuccale en mesiopalatinale kanaal is zichtbaar.

Hetzelfde geldt voor het mesio-linguale kanaal van ondermolaren (figuur 7.6 a-d) of een derde kanaal gesitueerd tussen het mesio-buccale en mesio-linguale kanaal (figuur 7.7 a-e).

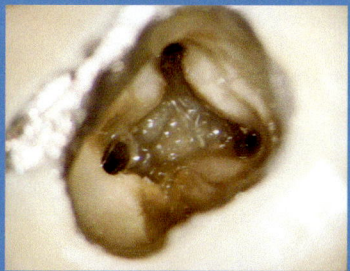
figuur 7.6a

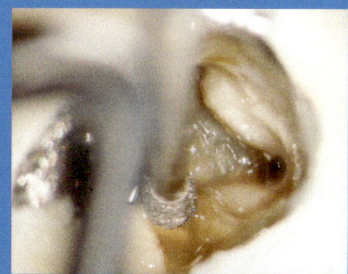
figuur 7.6b

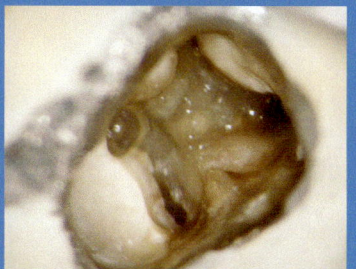
figuur 7.6c

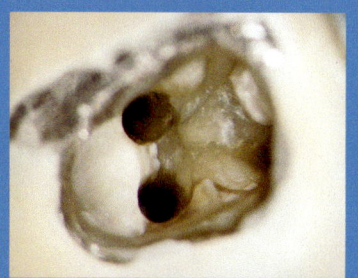
figuur 7.6d

figuur 7.6a-d Het zoeken naar het mesiolinguale kanaal in een ondermolaar met behulp van een ultrasone tip.

De literatuur geeft aan dat in 7% van de ondermolaren zo'n 'derde kanaal', ook wel 'middle mesial canal' genoemd, aangetroffen kan worden.

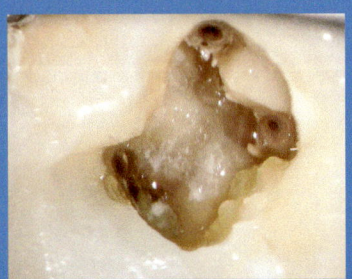

figuur 7.7a

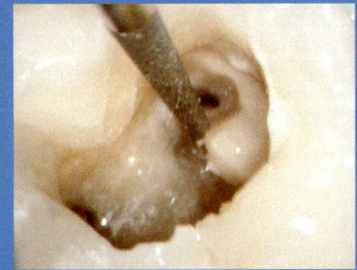

figuur 7.7b

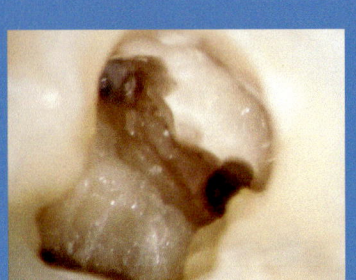

figuur 7.7c

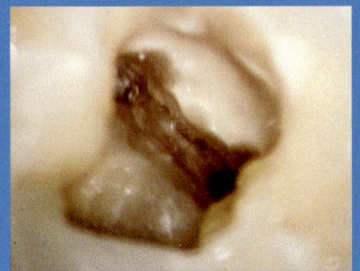

figuur 7.7d

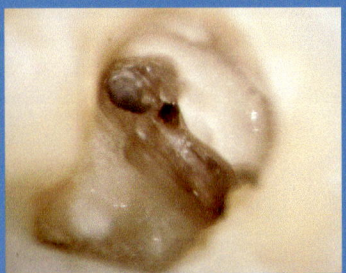

figuur 7.7e

figuur 7.7a-e
Het zoeken van het middelste mesiale kanaal met behulp van een diamant gecoate ultrasone tip.

7.4 Herbehandeling

Het succespercentage van een wortelkanaalbehandeling varieert ongeveer tussen de 30% en 90%. Deze range in percentages hangt in sterke mate af van de definitie van succes en de methode die gebruikt wordt om succes te meten. Wanneer een parodontitis apicalis is gerelateerd aan een reeds endodontisch behandeld element en de oorzaak van de infectie lijkt in het wortelkanaalstelsel te zitten dan is een herbehandeling geïndiceerd. Tijdens een herbehandeling kunnen verschillende aanwezige obstructies de toegang tot het wortelkanaalstelsel tot een uitdaging maken. Ultrasoon instrumentarium kan dan handig zijn tijdens het verwijderen van coronale restauraties (bijv. kroon, opbouwen, wortelstiften, afgebroken instrumenten, kanaal calcificaties of vulmateriaal zoals gutta-percha).

7.4.1 Verwijderen van stiften/opbouwen

Er zijn speciale ultrasone tips voor het verwijderen van stiften verkrijgbaar (figuur 7.8).
De soort stift en het cement waarmee de stift is bevestigd bepalen de te volgen strategie om deze te kunnen verwijderen. Over het algemeen kan de nieuwe generatie glasvezel stiften relatief makkelijk verwijderd worden. Wel zijn goed zicht en vergroting belangrijk om de kleur van de stift en de tandstructuur van elkaar te kunnen onderscheiden. De elasticiteitsmodulus van een glasvezelstift is lager dan van een metalen of nikkel titanium stift. Daarom geleidt de glasvezelstift de ultrasone trillingen minder efficiënt. De ultrasone trillingen worden ook gedempt omdat de vrijgekomen energie door de stift wordt opgenomen. Direct wegprepareren van de stift is daarom effectiever dan lostrillen. Om een goed zicht te behouden is het beter geen waterkoeling te gebruiken. Het neerslaan van stof in het wortelkanaal tijdens het verpulveren van de stift maakt het onderscheid tussen de kleur van de stift en het dentine moeilijker. Dit kan verholpen worden door de stift vochtig te houden.

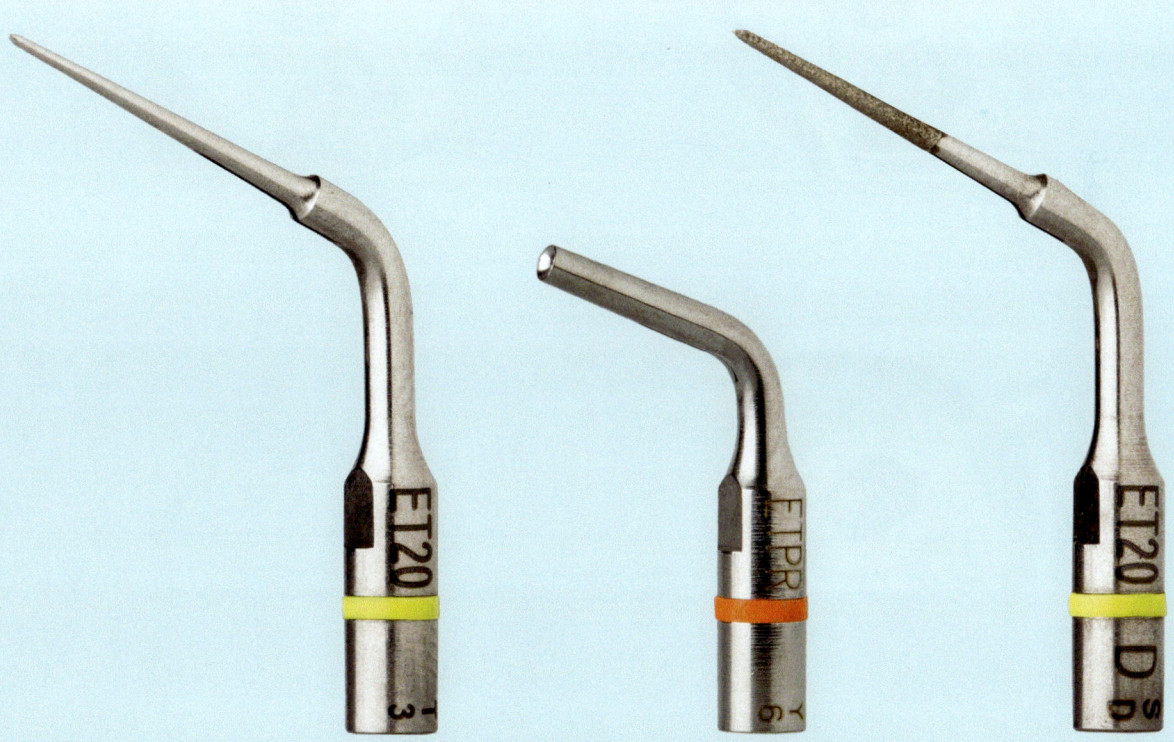

figuur 7.8 De ET20, ETPR en ET20D voor het verwijderen van een opbouw of stift.

De ultrasone trillingen op een metalen stift kunnen het cement waarmee de stift is vastgezet verbreken waardoor de stift verwijderd kan worden (figuur 7.9a-e).
De elasticiteitsmodulus van het cement bepaalt het resultaat. Zinkfosfaatcement of glasionomeercement zijn iets makkelijker los te breken dan kunstharscementen. Met behulp van ultrageluid kan de retentie met respectievelijk 39% en 33% gereduceerd worden. Het gebruik van ultrageluid is niet zo effectief bij adhesieve cementen omdat ze minder snel stukbreken. .

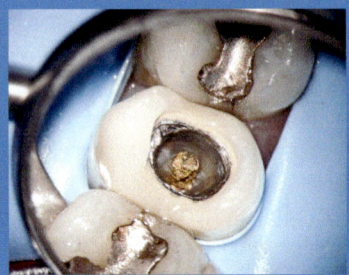

figuur 7.9a

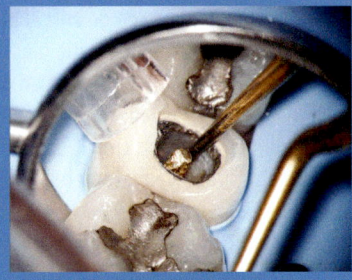

figuur 7.9b

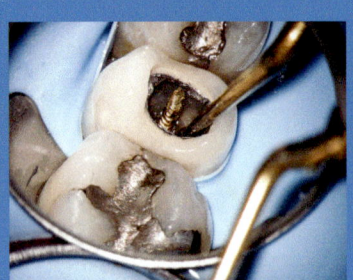

figuur 7.9c

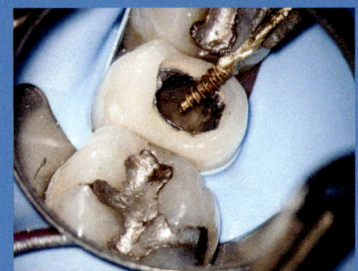

figuur 7.9d

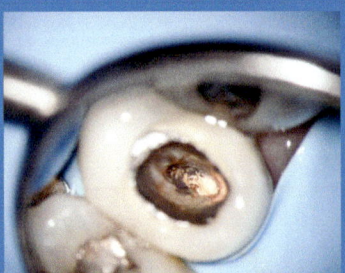

figuur 7.9e

figuur 7.9a-e
Het verwijderen van een wortelstift met een ultrasone tip.

Wanneer er geen koeling wordt gebruikt, zal de temperatuur van de stift toenemen. Na ongeveer 15 seconden kan de kritische temperatuur bereikt worden aan het worteloppervlak. De temperatuurstijging hangt af van de ultrasone power die gebruikt wordt en de dikte van het dentine. Vloeistofstroming kan de trillingsbeweging van de ultrasone tip veranderen waardoor de efficiëntie kan afnemen. Een koelvloeistof flow rate van 30 ml/min kan oververhitting voorkomen. Als de stift in het wortelkanaal is gekoppeld aan een opbouw dan moet het coronale deel van de opbouw gereduceerd worden tot ongeveer de diameter van de stift. Hierdoor verliest de opbouw een groot deel van zijn coronale retentie. Het is belangrijk om van te voren goed de richting van het deel van de opbouw in het wortelkanaal te bepalen zodat tijdens het reduceren van het coronale deel niet het radiculaire deel (de stift) van het coronale deel wordt gesepareerd. Vervolgens kan een niet al te kleine ultrasone tip gebruikt worden, met een tegen de klok in draaiende beweging continu in contact met de stift. Hoe groter het contact oppervlak tussen de stift en de ultrasone tip des te beter de overdracht van de ultrasone trillingen op de stift of het cement.

Keramische of zirconium stiften zijn helaas moeilijk te verwijderen. Een zorgvuldige risicoanalyse is belangrijk voordat aan een dergelijke klus wordt begonnen.

7.4.2 Verwijderen van afgebroken instrumenten in het wortelkanaal

Of een afgebroken instrument verwijderd moet worden hangt mede af van de mate van infectie van de wortelkanalen. Bij een geïnfecteerd wortelkanaalstelsel is de mate van succes van de wortelkanaalbehandeling groter wanneer het gefractureerde instrument wordt verwijderd. Dit is respectievelijk 93% versus 87% voor verwijderde of niet verwijderde instrumenten. Bij een niet geïnfecteerd wortelkanaalstelsel is dit verschil logischerwijs groter, respectievelijk 94,5% versus 92%. Ook de plek waar het instrument is afgebroken speelt een belangrijke rol in het behandelplan. Als het instrument in het apicale deel van het wortelkanaal is afgebroken dan zal het verwijderen redelijk wat tijd vergen en zal er relatief veel dentine opgeofferd moeten worden om het instrument te bereiken en verwijderen. Verlies van steunweefsel kan verticale wortelfracturen veroorzaken, daarom moet de beslissing om tot verwijdering over te gaan pas plaatsvinden na uitgebreide analyse van de situatie. Hiervoor kunnen geen algemene regels worden gegeven.

Het is handig als de behandelaar weet om wat voor soort afgebroken instrument het gaat. Zoals hierboven beschreven reageert nikkel titanium anders op de ultrasone trillingen dan staal. Smalle ultrasone tips kunnen tegen de richting van de klok in, rondom de afgebroken vijl bewogen worden. Deze 'schroevende' beweging helpt bij het loskrijgen van de afgebroken stukjes instrument.

Een veel toegepaste methode om afgebroken instrumenten te verwijderen is het creëren van een 'platform' net boven het afgebroken instrument. Dit geeft een beter overzicht en meer ruimte om te manipuleren met de ultrasone tip. Een 'Gates Glidden Boor', waarvan de tip is verwijderd, kan hiervoor gebruikt worden. Ook kunnen zilverstiften de toegang tot het apicale deel belemmeren. Zilver is zacht en slijt daardoor makkelijk en breekt snel. Door de zilverstift in een Steiglitz pincet te fixeren en de ultrasone tip op de pincet te laten trillen kan de kans op breuk gereduceerd worden. Zilverstiftsecties in het apicale derde deel van het kanaal zijn lastiger te verwijderen. Dunne ultrasone tips (figuur 7.10) kunnen gebruikt worden om cement rondom de stift te verwijderen en om toegang te maken voor een vijl die langs de stift gemanipuleerd kan worden. Hierdoor zal de zilverstiftsectie in veel gevallen loskomen.

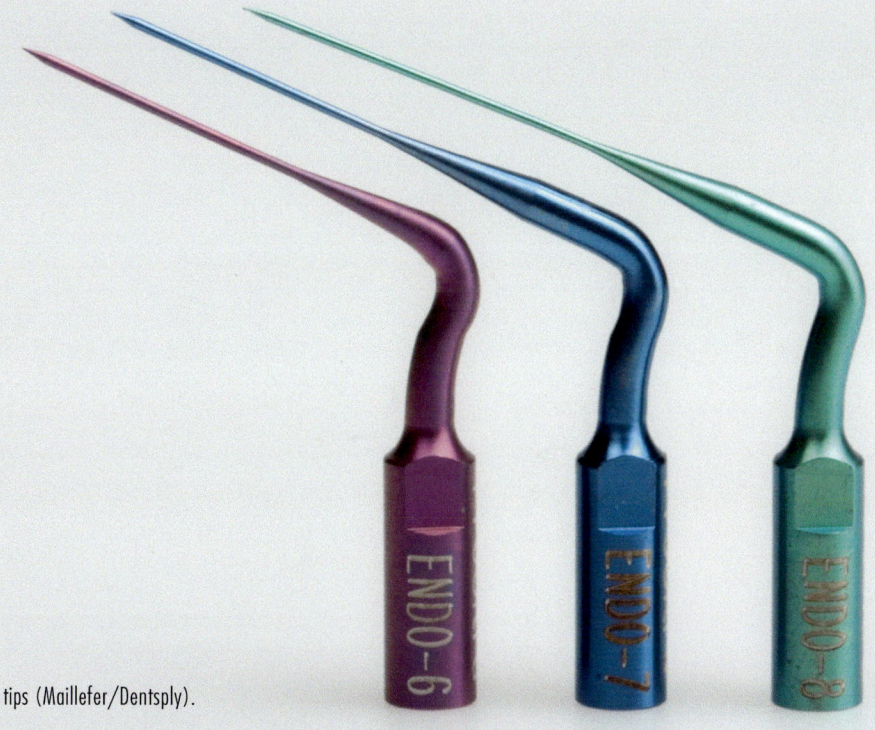

figuur 7.10 Spartan tips (Maillefer/Dentsply).

7.5 Verbeteren van de dentine permeabiliteit tijdens intern bleken van non vitale elementen

Intern bleken is een goede optie om elementen die verkleurd zijn een meer natuurlijke kleur te geven. Het succes hangt af van de oorzaak van de verkleuring. Om penetratie van het bleeksubstraat in de dentine tubuli te optimaliseren kan de pulpakamer voor het bleekproces gespoeld worden met ultrasoon geactiveerde natriumhypochloriet (NaOCl) of EDTA. In de studie van Carasco en co-auteurs (2004) wordt de vloeistof vier maal 15 seconden geactiveerd met ultrageluid. Hierbij werd een stevige tip gebruikt die geschikt is voor het verwijderen van tandsteen zonder contact te maken met de wanden van de opening.

7.6 Het aanbrengen van MTA

Ultrasoon is een handig hulpmiddel om MTA voorspelbaar aan te brengen. Hierdoor kan er een optimaal gecondenseerde laag cement aangebracht worden. De ultrasone trillingen kunnen overgebracht worden via een ultrasone tip op een handplugger die contact maakt met de MTA (figuur 7.11a-i). Bij elementen met open apices dient aandacht besteed te worden om doorpersen te voorkomen.

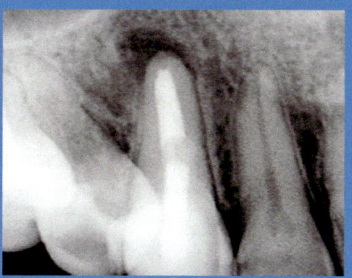

figuur 7.11a

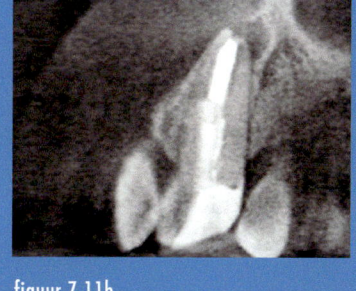

figuur 7.11b

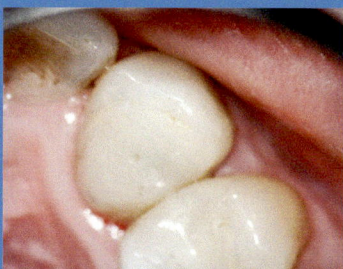

figuur 7.11c

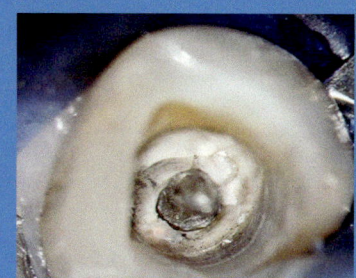

figuur 7.11d

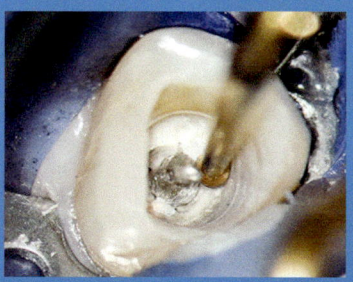

figuur 7.11e

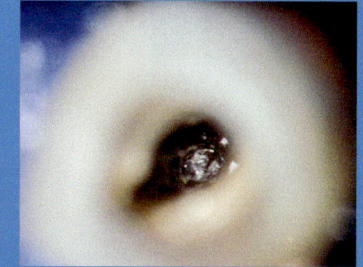

figuur 7.11f

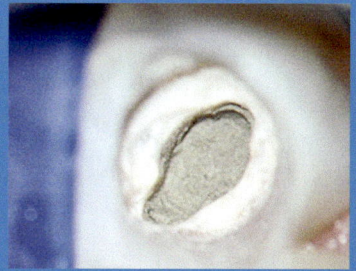

figuur 7.11g

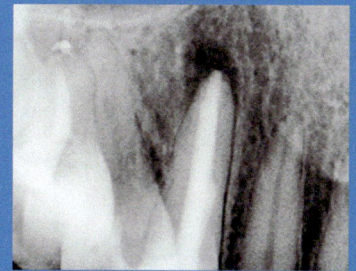

figuur 7.11h

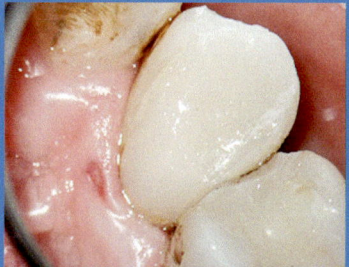

figuur 7.11i

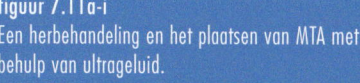

figuur 7.11a-i
Een herbehandeling en het plaatsen van MTA met behulp van ultrageluid.

7.7 Periapicale chirurgie

Tijdens periapicale chirurgie wordt veelvuldig gebruik gemaakt van de operatiemicroscoop. Kleine ultrasone tips kunnen hier veel behandelgemak opleveren omdat ze meer zicht toelaten op het werkterrein. Een ander groot voordeel is dat er met ultrasone tips onder vele verschillende hoeken gewerkt kan worden (figuur 7.12).
Met de smalle tips kunnen kleine apicale preparaties worden gemaakt parallel aan de lengteas van de wortel. Verschillende tipvormen, -hoeken of -coatings (zirconium, diamant) zijn beschikbaar en worden door diverse fabrikanten aangeboden.

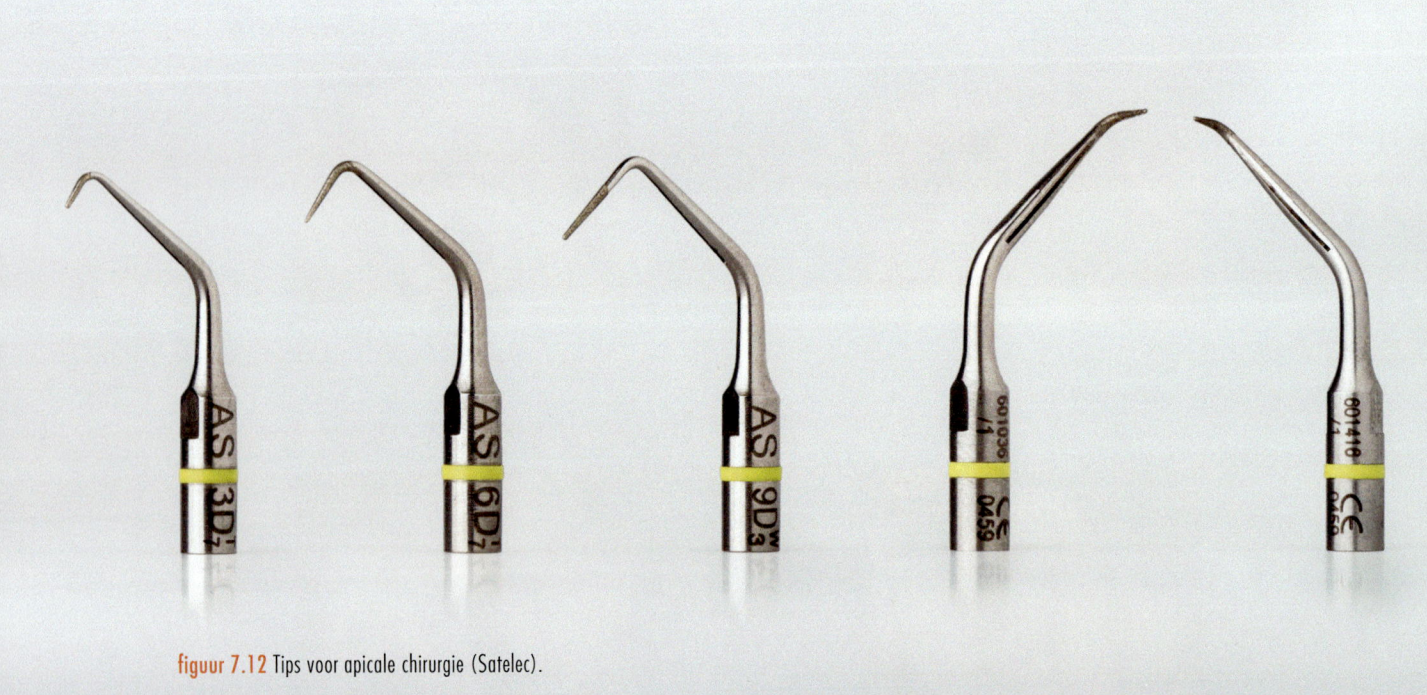

figuur 7.12 Tips voor apicale chirurgie (Satelec).

7.8 Condenseren van gutta-percha

Ultrasoon aangedreven spreaders zijn een handig hulpmiddel bij het condenseren van gutta-percha. De ultrasone energie wordt omgezet in warmte waardoor de gutta-percha zacht wordt. Daarom is het geschikt voor warme condensatietechnieken. Ook om de gutta-percha uit het coronale deel van het wortelkanaal te verwijderen is dit een handige methode. Een bijkomend voordeel is dat de gutta-percha niet aan de spreader blijft plakken.

7.9 Aanbrengen van cement (sealer) in het wortelkanaal

Het volledig en uniform bedekken van de wortelkanaalwand met cement/sealer is belangrijk omdat het cement de afsluitende verbinding verzorgt tussen de gutta-percha en de wortelkanaalwand. Deze aanname lijkt haaks te staan op de vele gutta-percha condensatie technieken die het cement het wortelkanaal juist uitduwen en waarbij er geen controle is over de cementbedekking van de wortelkanaalwand. Een volledige en uniforme bedekking van de wortelkanaalwand is moeilijk of onmogelijk te bereiken. Met een ultrasoon oscillerende vijl kan cement in het wortelkanaal aangebracht worden, de resultaten uit onderzoek zijn echter nogal divers waardoor het moeilijk is om een goed advies te geven.

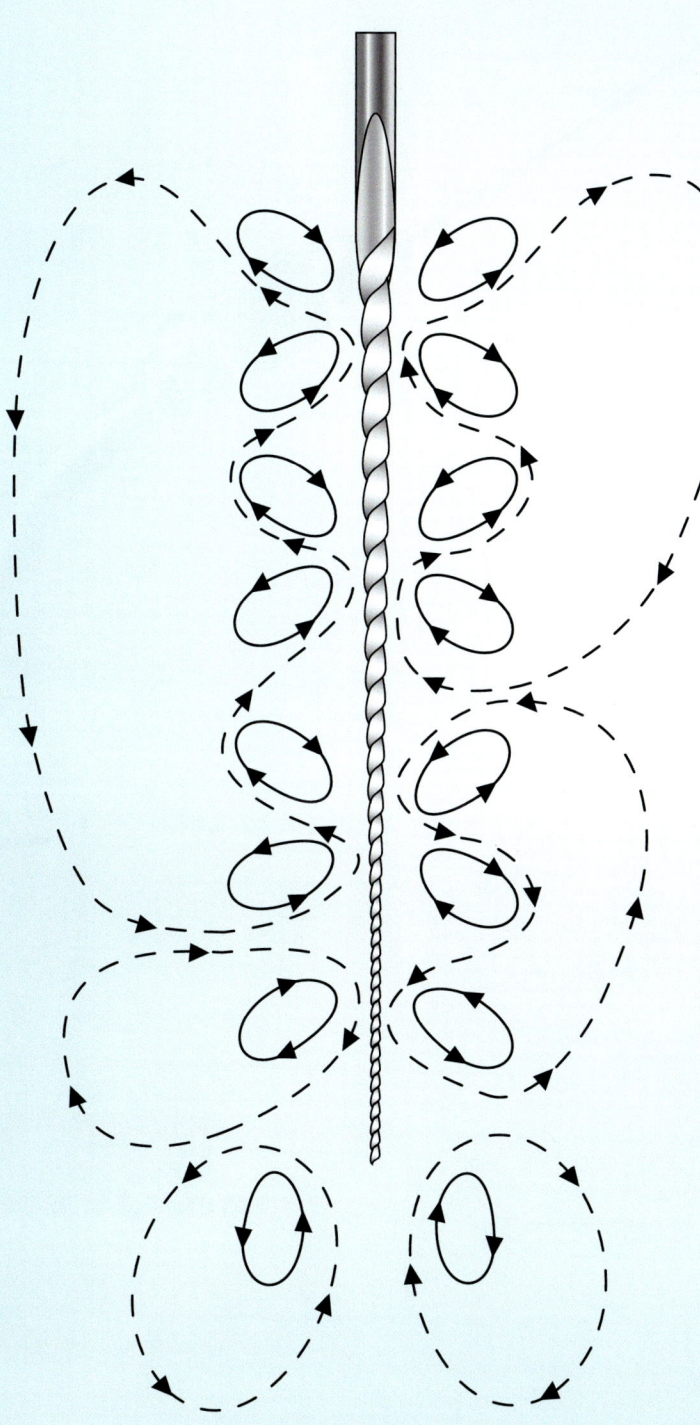

7.10 Irrigeren van wortelkanalen

Na het verkrijgen van een goede endodontische opening is de reiniging van het wortelkanaalstelsel de volgende belangrijke fase tijdens een endodontisch behandelingsproces. Het doel is de totale verwijdering van pulpaweefsel, debris en micro-organismen voordat het wortelkanaal wordt afgesloten. Dit is helaas met de huidige technieken niet te verwezenlijken. Ultrasone irrigatie is effectiever gebleken dan handirrigatie, zowel voor het verwijderen van debris als micro-organismen. In de irrigatievloeistof kan cavitatie en akoestische microstroming ontstaan (zie ook hoofdstuk over koeling van scalertips & figuur 7.13).

figuur 7.13 Theoretisch patroon van micro-stroming rondom een ultrasone irrigatienaald.

Deze vloeistofstroming vormt de basis voor het verkregen effect en wordt niet belemmerd door wortelkrommingen. Hierdoor worden zowel de chemische als de mechanische aspecten van het irrigatieproces positief beïnvloed. Vooral op natriumhypochloriet (NaOCl) heeft ultrageluid een significant positief effect. Indien de vijl in trilling gebracht wordt in een vloeistof geeft deze een trillingspatroon met knopen en buiken (figuur 7.1). Dit patroon is de basis voor de effectieve laterale stroming richting de kanaalwanden. Er treedt ook een stroming apicaalwaarts op maar die is minder krachtig dan de zijwaartse stroming. In apicale richting is er een effect tot ongeveer 3mm voor de vijl uit. De meest effectieve techniek is 'passieve' ultrasone irrigatie. Dit wil zeggen dat er geïrrigeerd wordt nadat het wortelkanaal is vormgegeven zodat de vijl relatief vrij kan bewegen. De vijl wordt spanningsvrij tot 1 mm voor de werklengte aangebracht. In kromme kanalen kan het laatste stukje van de vijl iets voorgebogen worden en de vijl spanningsloos net tot de ingang van de kromming geplaatst worden. Ondanks dat de vijl spanningsloos wordt aangebracht zal er altijd ergens contact met de wortelkanaalwand optreden tijdens de ultrasone activatie. Dit vermindert niet de effectiviteit van de opgewekte stroming. Wanneer een niet snijdende vijl per ongeluk tegen de kanaalwand wordt geplaatst, zal er geen significante beschadiging van de kanaalwand optreden. Voor een optimaal effect in het apicale derde deel van het wortelkanaal dient minimaal tot hoofdvijl 35 te worden geprepareerd. De diameter en de taper van het wortelkanaal heeft namelijk invloed op het reinigend vermogen van de ultrasone irrigatie. Hoe breder het wortelkanaal des te groter het reinigende vermogen. Bij een wortelkanaal met diameter 0.20 mm en taper 0.10 (vergelijkbaar met hoofdvijl 35) trad er een reductie van apicaal dentine debris op van 92.7%. Een gladde naald (figuur 7.14) blijkt net zo effectief als een vijl tijdens ultrasone irrigatie. Een gladde naald heeft als voordeel dat deze de preparatievorm niet verandert en dat het apicale deel van het wortelkanaal niet beschadigd wordt als tijdens de irrigatie toch de kanaalwand geraakt wordt.

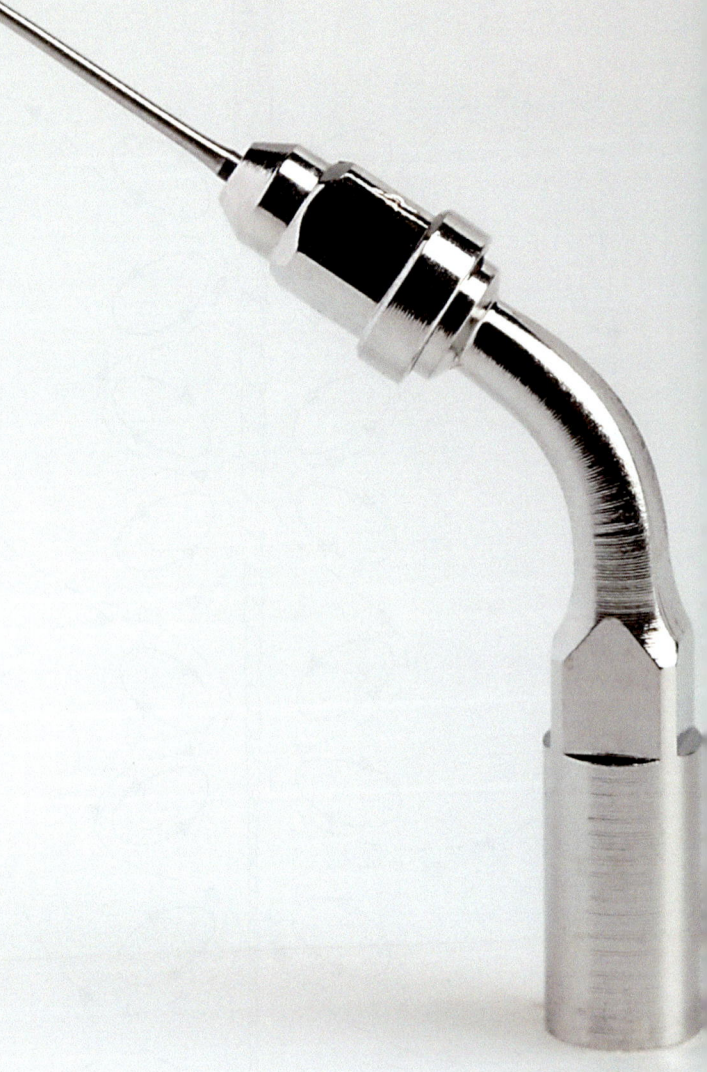

figuur 7.14 Gladde irrigatienaald van EMS (Lime ESI).

De power-instelling bepaalt de intensiteit van de trilling van de vijl uitgedrukt in Watt/ oppervlakte. De zijwaartse (transversale) beweging van de tip is maximaal als deze zonder interferentie kan trillen. Hoe hoger de intensiteit des te effectiever de opgewekte stroming . Op dit moment wordt de toegepaste intensiteit nog beperkt door de te gebruiken instrumenten die breken bij een hoge ultrasone intensiteit.

Er zijn ultrasone toestellen op de markt waarmee er rechtstreeks door het handvat spoelmiddel langs de vijl kan worden geïrrigeerd. Het is gebleken dat minimaal 50ml per wortelkanaal nodig is om adequate verversing van de NaOCl in het wortelkanaal te verzorgen. Beschikt men niet over een dergelijk toestel dan kan het kanaal gespoeld worden met behulp van een terumo-spuit. Daarna kan de ultrasoon aangedreven vijl in het wortelkanaal geplaatst worden en de spoelvloeistof in trilling worden gebracht. Voor het verwijderen van dentine debris lijkt het driemaal verversen van de NaOCl irrigatievloeistof, en deze steeds voor een periode van 10 seconden ultrasoon activeren, voldoende effectief te zijn. Verder blijft het zoeken naar het meest effectieve protocol voor de verwijdering van biofilm uit het wortelkanaal onderwerp van verder onderzoek.

7.11 Microcracks na het gebruik van ultrageluid

In de literatuur is men niet eenduidig over bijwerkingen zoals het optreden van 'micro-cracks' in dentine na het gebruik van ultrasoon tijdens periapicale chirurgie of het verwijderen van stiften of instrumenten uit het wortelkanaal. De intensiteit van het ultrasoon en de vorm en grootte van de tip lijken een invloed te hebben. Daarom kan men het beste de instructie van de fabrikant opvolgen.

7.12 Conclusie

Concluderend draagt het ultrasone instrumentarium samen met het gebruik van de operatie microscoop bij aan een verhoogde precisie en effectiviteit van de endodontische behandeling waardoor de ultrasone unit niet meer weg te denken is uit de endodontische praktijk.

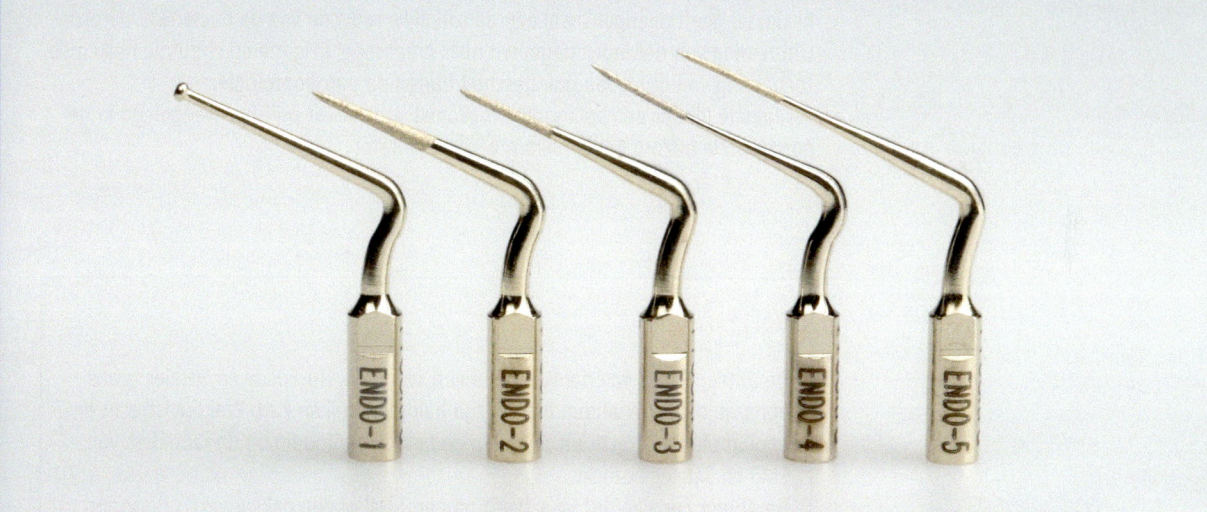

figuur 7.15a Setje endotips bedoeld voor preparatie (Maillefer/Dentsply).

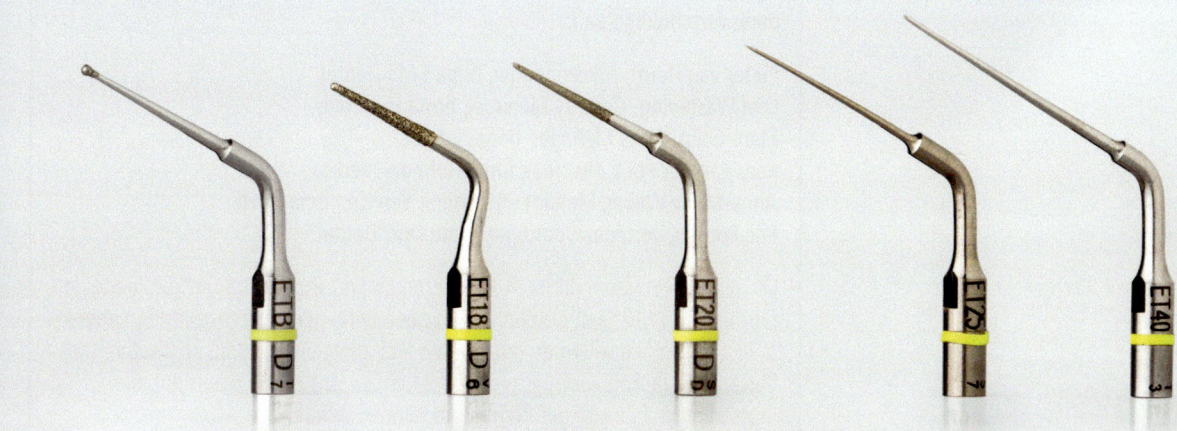

figuur 7.15b Setje endotips voor preparatie van Satelec.

Tot besluit

Het is duidelijk dat ultrasone apparatuur 'here to stay' is. Zeker in het licht van de toegenomen vraag aan tandartsen om meer tijd en aandacht aan parodontale problemen te besteden.
Mechanische scalers blijken bij het verwijderen van plaque, tandsteen en endotoxinen, even goed te werken als handinstrumenten.
Ultrasone scalers, gebruikt op lage tot medium power, lijken minder beschadiging van het worteloppervlak te veroorzaken dan hand- of sonische scalers. Furcaties zijn beter toegankelijk bij het gebruik van mechanische instrumenten dan bij handinstrumenten, dit dankzij de smalle tips van mechanische instrumenten. Het is niet duidelijk of ruwheid van het worteloppervlak meer of minder uitgesproken is bij mechanische, dan bij handscalers. Ook is het onduidelijk of mogelijke ruwheid van het worteloppervlak wondgenezing op de lange termijn beïnvloedt. Parodontaal scalen en rootplanen richt zich op de volledige verwijdering van tandsteen, maar complete verwijdering van wortelcement hoeft niet het doel te zijn van de parodontale therapie. Studies hebben vastgesteld dat endotoxinen slechts weinig worden geabsorbeerd aan het worteloppervlak; ze kunnen makkelijk worden verwijderd door licht overlappende streken met een ultrasone scaler.
Een nadeel van mechanische scalers is de productie van gecontamineerde aerosol. Dit geldt trouwens voor alle instrumenten met een spraykoeling. Er is extra voorzichtigheid geboden om een goede infectiecontrole te bereiken en die te handhaven bij gebruik van mechanische scalers. Vooralsnog lijkt de toevoeging van bepaalde antimicrobiële middelen aan de koelvloeistof tijdens ultrasone instrumentatie minimale klinische voordelen te hebben. De patiënt voorafgaand aan de ultrasone behandeling laten spoelen met een antimicrobieel middel (bijv. Chloorhexidine) geeft overigens wel een aanzienlijke reductie van de bacteriële aerosol.
Uitbreiding van het indicatiegebied naar preparatie, irrigatie en chirurgie maken de toepassing van ultrasoon ook geschikt buiten de parodontologie.
Als laatste lijkt er een belangrijke toekomst voor de air-polisher weggelegd in de parodontale nazorg en de nazorg van implantaten.

Verklaring:

De auteur Fridus van der Weijden heeft van EMS, Hu-Friedy en Satelec gratis apparatuur gekregen om binnen zijn beide praktijken Paro Praktijk Utrecht en Implantologie Utrecht uit te testen en heeft op uitnodiging de fabrieken van EMS en Satelec bezocht.
De auteur Luc van der Sluis heeft op een STW onderzoeksproject sponsoring ontvangen van de firma EMS en Satelec. Op uitnodiging van de firma Satelec heeft hij de fabriek in Bordeaux bezocht.

Bij het tot stand komen van dit boek zijn de auteurs 'voor hun ondersteuning' dank verschuldigd aan:

Pieter van Herpt, salesmanager, firma EMS Dental.
Olaf Westening, Country Manager, firma Hu-Friedy.
Marc Colin, Sales Manager, firma Satelec.
Kees van der Poel, directeur, firma Robouw medical
Anne-Marie Weber, Manager Customer Service, firma Kavo.
Eric Ponsen, vertegenwoordiger, firma Durr Dental.

De auteurs verklaren dit boek zonder inmenging van één van de getoonde fabrikanten te hebben geschreven en geen belangenverstrengeling te hebben of te ervaren. Ze willen de fabrikanten van alle geïllustreerde producten hartelijk bedanken voor het ter beschikking stellen er van waardoor alle illustraties in één stijl gefotografeerd konden worden.

Gebruikte en aanbevolen literatuur:

Aguirre AM, el-Deeb ME, Aguirre R. The effect of ultrasonics on sealer distribution and sealing of root canals. J Endod. 1997 Dec;23(12):759-64.

Badersten, A., Nilveus, R. & Egelberg, J. (1984) Effect of nonsurgical periodontal therapy. II. Severly advanced periodontitis. Journal of Clinical Periodontology 11, 63-67.

Bailey GC, Cunnington SA, Ng YL, Gulabivala K, Setchell DJ. Ultrasonic condensation of gutta-percha: the effect of power setting and activation time on temperature rise at the root surface - an in vitro study. Int Endod J. 2004;37:447-54.

Bailey GC, Ng Y-L, Cunnington SA, Barber P, Gulabivala K, Setchell DJ. Root canal obturation by ultrasonic condensation of gutta-percha. Part II: An in vitro investigation of the quality of obturation. Int Endod J 2004;37:694–8.

Balamuth, L. (1952) Method and means for removing material for a solid body. U.S. Patent No 2, 580, 716.

Bandt, C.L. (1964) Bacteremias from ultrasonic and hand instrumentation. Journal of Periodontology 35, 214-215.

Bernardes RA, de Moraes IG, Garcia RB, et al. Evaluation of apical cavity preparation with a new type of ultrasonic diamond tip. J Endod 2007;33:484–7.

Bergeron BE, Murchison DF, Schindler WG, Walker WA 3rd. Effect of ultrasonic vibration and various sealer and cement combinations on titanium post removal. J Endod 2001;27:13–7.

Black, R.B. (1945) Technique for nonmechanical preparation of cavities and prophylaxis. Journal American Dental Association 32, 955-965.

Bogen G, Kuttler S. Mineral Trioxide Aggregate Obturation: A Review and Case Series. J Endod 2009;35:777-90.

Boutsioukis C, Verhaagen B, Walmsley AD, Versluis M, van der Sluis LWM. Measurement and visualization of file to wall contact during ultrasonically activated irrigation in simulated canals. Int Endod J 2013,46:1046-55.

Boyne, P.J. & James, R.A. (1980) Grafting of the maxillary sinus floor with autogenous marrow and bone. Journal of Oral Surgery38, 613-616.

Brand, H.S., Entjes, M.L., Nieuw Amerongen, A.V., van der Hoeff, E.V. & Schrama, T.A. (2007) Interference of electrical dental equipment with implantable cardioverter-defibrillators. British Dental Journal 203, 577-579.

Budd JC, Gekelman D, White JM. Temperature rise of the post and on the root surface during ultrasonic post removal. International Endodontic Journal 2005; 38: 705–711.

Caldwell, G.W. (1893) Diseases of the acessry sinuses of the nose and an infrared methof of treatment of suppuration of the maxillary antrum. New York Medical Journal 58, 526-528.

Carasco LD, Pécora JD, Fröner IC. In vitro assessment of dentin permeability after the use of ultrasonic activated irrigants in the pulp chamber before internal dental bleaching. Dental Traumatology 2004; 20: 164-8.

Catuna, M.C. (1953) Sonic energy. Annals of Dentistry 12, 100.

Clark D. The operating microscope and ultrasonics: a perfect marriage. Dent Today 2004; 23:74–81

Croft,I., Nunn, M.,Crawford, L., Holbrook, T., McGuire, M., Kerger, M. & Zacek, G. (2003) Patient preference for ultrasonic or hand instruments in periodontal maintenance. International Journal of Periodontal and Restorative Dentistry 23, 256-273.

Crump MC, Natkin E. Relationship of broken root canal instruments to endodontic case prognosis: a clinical investigation. J Am Dent Assoc 1970;80:1341–7.

Curie, J. & Curie, P. (1880) Sur l'electricite polaire dans les cristaux hemiedresa faces enclinees. Compt. Read. Acad Sc. Paris 91, 383.

De Rijk WG Removal of fiber posts from endodontically treated teeth. Am J Dent 2000;13:19B–21.

Dominici JT, Clark S, Scheets J, Eleazer PD. Analysis of heat generation using ultrasonic vibration for post removal. Journal of Endodontics 2005; 31: 301-3.

Dragoo, M.R. (1992) A clinical evaluation of hand and ultrasonic instruments on subgingival debridement: with modified and unmodified
ultrasonic inserts. International Journal of Periodontics and Restorative Dentistry 12, 310-323.

Drisko, C.L. (1993) Scaling and root planning without over instrumentation: hand versus power-driven scalers. Current Opinion in Periodontology 78-88.

Drisko, C.L. & Lewis, L. (1996) Ultrasonic instruments and antimicrobial agents in supportive periodontal treatment and retreatment of recurrent or refractory periodontitis. Periodontology 2000, 12, 90-115.

Eggers, G., Klein, J., Blank, J. & Hassfeld, S. (2004) Piezosurgery: an ultrasound device for cutting bone and its use and limitations in maxillofacial surgery. British Journal of Oral and Maxillofacial Surgery 42, 451-453.

Ellis, R., Bennani, V., Purton, D., Chandler, N. & Lowe, B. (2012) The effect of ultrasonic instruments on the quality of preparation margins and bonding to dentin. Journal of Esthetic And Restorative Dentistry 24, 278-285.

Flemmig, T.F., Petersilka, G.J., Mehl, A., Hickel, R. & Klaiber, B. (1998) Working parameters of a magnetostrictive ultrasonic scaler influencing root substance removal in vitro. Journal of Periodontology 69, 547-553.

Flemmig, T.F., Petersilka, G.J., Mehl, A., Hickel, R. & Klaiber, B. (1998) The effect of working parameters on root substance removal using a piezoelectric ultrasonic scaler in vitro. Journal of Clinical Periodontology 25, 158-163.

Flemmig, T.F., Petersilka, G.J., Mehl, A., Rüdiger, S., Hickel, R. & Klaiber, B. (1997) Working parameters of a sonic scaler influencing root substance removal in vitro. Clin Oral Investigations 1, 55-60.

Gagnot, G., Prigent, H., Darcel, J., Michel, J-F. & Cathelineau, G. (1999) Effects of composite ultrasonic tips on implant abutments. Study in vitro. Journal de Parodontologie & d"Implantologie Orale 18, 393-399.

Gomez, G., Jara, F., Sánchez, B., Roig, M. & Duran-Sindreu, F. (2013) Effects of piezoelectric units on pacemaker function: an in vitro study. Journal of Endodontology 39, 1296-1299.

Gomes APM, Kubo CH, Santos DR, Padilha RQ. The influence of ultrasound on the retention of cast posts cemented with different agents. Int Endod J 2001;34:93–9.

Grossman LI. Fate of endodontically treated teeth with fractured root canal instruments. J Br Endod Soc 1968;2:35–7.

Gulabivala K, Aung TH, Alavi A, Mg Y-L: Root and canal morphology of Burmese mandibular molars, Int Endodon J 34:359, 2001.

Hallmon, W.W. & Rees, T.D. (2003) Local anti-infective therapy: Mechanical and physical approaches. A systematic review. Annals of Periodontology 8, 99-114.

Hoen M, LaBounty G, Keller D. Ultrasonic endodontic sealer placement. J Endod 1988;14:169-74.

Horne, P., Bennani, V., Chandler, N. & Purton, D. (2012) Ultrasonic margin preparation for fixed prosthodontics: a pilot study. Journal of Esthetic and Restorative Dentistry 24, 201-209.

Horton, J.E., Tarpley, T.M. Jr. & Jacoway, J.R. (1981) Clinical applications of ultrasonic instrumentation in the surgical removal of bone. Oral Surgery Oral Medicine Oral Pathology 51, 236-242.

Jaeger JC. Elasticity, fracture and flow, 1st ed. London: Methuen; 1962: 133.

Jiang LM, Verhaagen B, Versluis M, Langedijk J, Wesselink P, van der Sluis LWM. The Influence of the Ultrasonic Intensity File on the Cleaning Efficacy of Passive Ultrasonic Irrigation. J Endod.2011;37,688-92.

Joule, J.P. (1847) On the effects of magnetism upon the dimensions of iron and steel bars. London.Phil. Mag. & Journal of Science, Series 3, 30, 76.

Khabbaz MG, Kerezoudis M, Aroni E, Vaslios T. Evaluation of different methods for the root end cavity preparation. Oral Surg Oral Med Oral Pathol Oral Radiol Endod 2004;98:237-42.

Koster, T.J., Timmerman. M.F., Feilzer. A.J., Van der Velden, U. & Van der Weijden, F.A. (2009) Water coolant supply in relation to different ultrasonic scaler systems, tips and coolant settings. Journal of Clinical Periodontology 36, 127-131.

Krasner P, Rankow HJ. Anatomy of the pulp-chamber floor. J Endod 2004; 30:5–16

Lai, Y.L., Lin, Y.C., Chang, C.S. & Lee, S.Y. (2007) Effects of sonic and ultrasonic scaling on the surface roughness of tooth-colored restorative materials for cervical lesions. Operative Dentistry 32, 273-278.

Laird, W.R.E. & Walmsley, A.D. (1991) Ultrasound in dentistry. part 1-biophysical interactions. Journal of Dentistry 19, 14-17.

Lea, S.C. & Landini, G. (2010) Reconstruction of dental ultrasonic scaler 3D vibration patterns from phase-related data. Medical Engineering & Physics 32, 673-677.

Leon, E.L. & Vogel, R.I. (1987) A comparison of the effectiveness of hand scaling and ultrasonic debridement in furcations as evaluated by differential dark-field microscopy. Journal of Periodontology 58, 86-94.

Lindemann M, Yaman P, Dennison JB, Herrero AA. Comparison of the efficiency and effectiveness of various techniques for removal of fiber posts. J Endod 2005;31: 520 –2.

Listgarten M.A. & Ellegaard, B. (1973) Electron microscopic evidence of a cellular attachment between junctional epithelium and dental calculus. Journal of Periodontal Research 8, 143-150.

Luc H. (1897) Une nouvelle methode operatoire pour la cure radicale et rapide de l'empyeme chirurgique de sinus maxillaire. Annals of Otology, Rhinology and Laryngology 10, 273-285.

P.J. Lumley & D. D. Walmsley (2002) Sonics and ultrasonics in endodontics. uit: Color atlas of endodontics. editor, William T. Johnson, W.B. Saunders company, Philadelphia.

Macedo RG, Verhaagen B, Fernandez Rivas D, Gardeniers JGE, Van der Sluis LWM, Wesselink PR, Versluis M. Sonochemical and high-speed optical characterization of cavitation generated by an ultrasonically oscillating dental file in root canal models. Ultrason Sonochem 2014, 21:324-35.

Malki M, Verhaagen B, Jiang LM, Nehme W, Naaman A, Versluis M, Wesselink P, van der Sluis LWM. Irrigant flow beyond the insertion depth of an ultrasonically oscillating file in straight and curved root canals: visualization and cleaning efficacy. J Endod 2012, 38:657-61.

Martin, H. (1976) Ultrasonic disinfection of the root canal. Oral Surgery, Oral Medicine, Oral Pathology 42, 92-99.

Messano, G.A. & Petti, S. (2012) General dental practitioners and hearing impairment. Journal of Dentistry 40, 821-828.

Miller C.S., Leonelli, F.M. & Latham, E. (1998) Selective interference with pacemaker activity by electrical dental devices. Oral Surgery, Oral Medicine, Oral Pathology 85, 33-36.

Nielsen, A.G., Richards, J.R. & Wolcott, R.B. (1955) Ultrasonic dental cutting instrument: I. Journal of American Dental Association 50, 392-399.

Nosal, G., Scheidt, M.J., O'Neal, R. & Van Dyke, T.E. (1991)The penetration of lavage solution into the periodontal pocket during ultrasonic treatment. Journal of Periodontology 62, 554-557.

Pameijer, C.H., Stallard, R.E. & Hiep, N. (1972) Surface characteristics of teeth following periodontal instrumentation: A scanning electron microscope study. Journal of Periodontology 43, 628-633.

Petersilka G.J. & Flemmig T.F. (1999) Subgingival root surface treatment using sonic- and ultrasonic scalers. Parodontologie 3, 233-244.

Petersilka, G.J. (2011) Subgingival air-polishing in the treatment of periodontal biofilm infections. Periodontology 2000, 55, 124-142.

Plotino G, Pameijer CH, Maria Grande N, Somma F. Ultrasonics in endodontics: a review of the literature. J Endod 2007;33:81–95.

Position Paper, Sonic and Ultrasonic Scalers in Periodontics (2000) Journal of Periodontology 71, 1792-1801.

Postle, H.H. (1958) Ultrasonic cavity preparation, Journal of Prosthetic Dentistry 8, 153-160.

Phillips RW. Skinner's science of dental materials. Philadephia: Saunders; 1996.

Rainwater A, Jeansonne BG, Sarkar N. Effects of ultrasonic root end preparation on microcrack formation and leakage. J Endod 2000;26:72-5.

Rateitschak-Pluss, E.M., Schwarz, J.P., Guggenheim, R., Duggelin, M. & Rateitschak, K.H. (1992) Non-surgical periodontal treatment: where are the limits? An SEM study. Journal of Clinical Periodontology 19, 240-244.

Roedig, J.J., Shah, J., Elayi, C.S. & Miller, C.S. (2010) Interference of cardiac pacemaker and implantable cardioverter-defibrillator activity during electronic dental device use. Journal American Dental Association 141, 521-526.

Ruddle CJ. Nonsurgical retreatment. J Endod 2004;30:827– 45.

Ruddle CJ. Nonsurgical endodontic retreatment. J Calif Dent Assoc 1997;25: 769–86.

Ruhling, A., Schlemme, H., Konig, J., Kocher, T., Schwahn, C. & Plagmann, H.C. (2002) Learning root debridement with curettes and powerdriven instruments. Part I: a training program to increase effectivity. Journal of Clinical Periodontology 29, 622-629.

Schlee, M., Steigmann, M., Bratu, E. & Garg, A.K. (2006) Piezosurgery: basics and possibilities. Implant Dentistry 15, 334-340.

Schroer, M.S., Kirk, W.C., Wahl, T.M., Hutchens, L.H.jr., Moriarty, J.D. & Bergenholtz, B. (1991) Closed versus open debridement of facial grade II molar furcations. Journal of Clinical Periodontology 18, 323-329.

Schwartz RS, Robbins JW. Post placement and restoration of endodontically treated teeth: a literature review. J Endod 2004;30:289 –301.

Sculean, A., Schwarz, F., Berakdar, M., Romanos, G.E., Brecx, M., Willerhausen, B. & Becker, J. (2004) Non-surgical periodontal treatment with a new ultrasonic device (Vector-ultrasonic system) or hand instruments. Journal of Clinical Periodontology 31, 428-433.

Setcos, J.C. & Mahyuddin, A. (1998) Noise levels encountered in dental clinical and laboratory practice. International Journal of Prosthodontics 11, 150-157.

Slot, D.E., Koster, T.J., Paraskevas, S. & Van der Weijden, G.A. (2008) The effect of the Vector scaler system on human teeth: a systematic review. International Journal of Dental Hygiene 6, 154-165.

Smart, G.J., Wilson, M., Davies, E.H. & Kieser, J.B. (1990) The assessment of ultrasonic root surface debridement by determination of residual endotoxin levels. Journal of Clinical Periodontology 17, 174-178.

Solís Moreno, C., Santos, A., Nart, J., Levi, P., Velásquez, A. & Sanz Moliner, J. (2012) Evaluation of root surface microtopography following the use of four instrumentation systems by confocal microscopy and scanning electron microscopy: an in vitro study. Journal of Periodontal Research 47, 608-615.

Souter NJ, Messer HH. Complications associated with fractured file removal using an ultrasonic technique. Journal of Endodontics 2005; 31: 450-2.

Spili P, Parashos P, Messer HH. The impact of instrument fracture on outcome of endodontic treatment. Journal of Endodontics 2005; 12: 845-50.

Street, E.V. (1959) A critical evaluation of ultrasonics in dentistry. Journal of Prosthetic Dentistry 9, 132-141.

Summers, RB. (1994) A new concept in maxillary implant surgery: the osteotome technique. Compendium 15, 152 -158.

Timmerman M.F., Menso L., Steinfort J., Winkelhoff van A.J., Velden van der U. & Van der Weijden, G.A. (2004) Atmospheric contamination during ultrasonic scaling. Journal of Clinical. Periodontology 31, 458-462.

Torafson, T., Kinger, R., Selvig, K.A. & Egelberg, J. (1979) Clinical improvement of gingival condition following ultrasonic versus hand instrumentation of periodontal pockets. Journal of Clinical Periodontology 6, 165-176.

Trenter, S.C. & Walmsley, A.D. (2003) Ultrasonic dental scaler: associated hazards. Journal of Clinical Periodontology 30, 95-101.

Tunkel, J, Heinecke, A. & Flemmig, T.F. (2002) A systematic review of efficacy of machine-driven and manual subgingival debridement in the treatment of chronic periodontitis. Journal of Clinical Periodontology 29 (suppl), 72-81.

Uhrich JM, Moser JB, Heuer MA. The Rheology of Selected Root Canal Sealer Cements. J. Endod 1978; 4: 373-9.

Van der Avoort, P.G.G.L. & Endstra, L.& Van der Zwet, M (2011) Professionele gebitsreiniging. Een handboek over instrumenten en instrumentatietechnieken. Houten: Bohn Staflue Van Loghum (ISBN 978-90-313-8764-9).

Van der Sluis LW, Versluis M, Wu MK, Wesselink PR. Passive ultrasonic irrigation of the root canal: a review of the literature. Int Endod J 2007;40,415-26.

Vercellotti, T., De Paoli, S. &Nevins, M. (2001) The piezoelectric bony window osteotomy and sinus membrane elevation: introduction of a new technique for simplification of the sinus augmentation procedure. Intional Journal Periodontics Restorative Dentistry 21, 561-567.

Vercellotti, T., Nevins, M.L., Kim, D.M., Nevins, M., Wada, K., Schenk, R.K. & Fiorellini, J.P. (2005) Osseous response following resective therapy with piezosurgery. . International Journal of Periodontics and Restorative Dentistry 25, 543-549.

Verhaagen B, Boutsioukis C, Van der Sluis LWM, Versluis M. Acoustic streaming induced by an ultrasonically oscillating endodontic file. J Ac Soc Am 2013a, in press.

Versteeg, P.A. & Van der Weijden G.A. (2002) Ultrasoon geupdatet, Tandarts Praktijk, mei, 2-8.

Volkov, M.V. & Shepeleva, I.S. (1974) The use of ultrasonic instrumentation for the transection and uniting of bone tissue in orthopaedic surgery. Reconstruction Surgery and Traumatology 14, 147-152.

Waerhaug,J. (1956) Effect of rough surfaces upon gingival tissue. Journal of Dental Research 35, 323-325.

Wallace, S.S., Tarnow, D.P., Froum, S.J., Cho, S.C., Zadeh, H.H., Stoupel, J., Del Fabbro, M. & Testori ,T. (2012) Maxillary sinus elevation by lateral window approach: evolution of technology and technique. Journal of Evidence Based Dental Practices 12, 161-171.

Walmsley, A.D., Laird, W.R.E. & Williams, A.R. (1988) Dental plaque removal by cavitational activity during ultrasonic scaling. Journal of Clinical Periodontology 15, 539-543.

-Walmsley, A.D., Lea, S.C., Landini, G. & Moses, A.J. (2008) Advances in power driven pocket/root instrumentation. Journal of Clinical Periodontology 35, 22-28.

Watanabe EK, Yatani H, Yamashita A, Ishikawa K, Suzuki K. Effects of thermocycling on the tensile bond strength between resin cement and dentin surfaces after temporary cement application. Int J Prosthodont 1999;12:230 –5.

West L, LaBounty G, KeLler D. Obturation quality utilizing ultrasonic cleaning and sealer placement followed by lateral condensation with guttapercha. J Endod 1989;15:507-11.

Wiemann AH, Wilcox LR. In Vitro Evaluation of Four Methods of Sealer Placement. J Endod 1991; 17, 444-7.

Wikins, E.M. (1999) Clinical practice of the dental hygienist, 8th edition, pagina 554-560.

Wilson, J.D., Darby, M.L., Tolle, S.L. & Sever, J.C. Jr. (2002) Effects of occupational ultrasonic noise exposure on hearing of dental hygienists: a pilot study. Journal of Dental Hygiene 76, 262-269.

Witherspoon D, Ham K. One-visit apexification: technique for inducing root-end barrier formation in apical closures. Pract Proced Aesthet Dent 2001;13:455– 60.

Wu M-K, Shemesh H, Wesselink PR. Limitations of previously published systematic reviews evaluating the outcome of endodontic treatment. International Endodontic Journal, 42, 656–666, 2009.

Wu MK, van der Sluis LWM, Wesselink PR. Comparison of mandibular premolars and canines with respect to their resistance to vertical root fracture. Journal of Dentistry 2004; 32: 265-8.

Yaman, Z. & Suer, B.T. (2013) Piezoelectric surgery in oral and maxillofacial surgery. Annals of Oral & Maxillofacial Surgery 1, 5

Yeung P, Liewehr F, Moon P. A quantitative comparison of the fill density of MTA produced by two placement techniques. J Endod 2006;32:456 –9.

Yoshida T, Gomyo S, Itoh T, Shibata T, Sekine I. An experimental study of the removal of cemented dowel-retained cast cores by ultrasonic vibration. J Endod 1997;23:239–41.

Zinner, D.D. (1955) Recent ultrasonic dental studies including periodontia without the use of an abrasive. Journal of Dental Research 34,748-749.

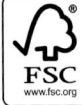

If you have any concerns about our products,
you can contact us on
ProductSafety@springernature.com

In case Publisher is established outside the EU,
the EU authorized representative is:
Springer Nature Customer Service Center GmbH
Europaplatz 3, 69115 Heidelberg, Germany

Printed by Libri Plureos GmbH
in Hamburg, Germany